Anaesthesiology and Resuscitation
Anaesthesiologie und Wiederbelebung
Anesthésiologie et Réanimation

36

Anaesthesie und Nierenfunktion

Herausgegeben von

V. Feurstein

Mit 54 Abbildungen

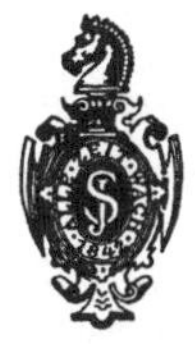

Springer-Verlag Berlin Heidelberg New York 1969

Univ.-Doz. Dr. V. Feurstein

Leiter der Anaesthesieabteilung
des Landeskrankenhauses Salzburg

ISBN-13: 978-3-540-04408-6 e-ISBN-13: 978-3-642-46150-7
DOI: 10.1007/978-3-642-46150-7

Titel-Nr. 7392

Vorwort

Das 2. Hauptthema der X. Gemeinsamen Tagung der Zentraleuropäischen Anaesthesiegesellschaften 1967 in Salzburg befaßte sich mit den Fragen um Anaesthesie und Nierenfunktion. Gerade für den Anaesthesiologen ist die genaue Kenntnis der pathophysiologischen Zusammenhänge von Funktionsstörungen der Harnausscheidung, seien diese nun postoperativ, posttraumatisch oder durch besondere Noxen eingetreten, von grundlegender Wichtigkeit. Handelt es sich hierbei doch häufig primär gar nicht um unmittelbare Schädigungen der Niere selbst, sondern um mittelbare Folgen, die auf Blut- und Flüssigkeitsverluste, auf Entgleisungen des Elektrolytgleichgewichtes, bzw. auf Störungen der Kreislaufleistung zurückzuführen sind. Der Anaesthesiologe hat in vielen Fällen nicht nur die Möglichkeit einer frühzeitig einsetzenden causalen Therapie, sondern mit der Infusionsbehandlung und der Osmodiurese wirksame Mittel in der Hand, Ausscheidungsstörungen vorzubeugen. Er muß aber darüber hinaus auch mit den Grundlagen der konservativen Behandlung der eingetretenen Schädigung des glomerulären, bzw. tubulären Apparates der Niere vertraut sein, wenn er auf Intensivbehandlungs-Einheiten gemeinsam mit den Nephrologen erfolgreich arbeiten will. In diesen Aufgabenkomplex sind selbstverständlich die Dialyseverfahren miteinbezogen, über deren Zeitpunkt des Einsatzes, ihre Leistungsfähigkeit, aber auch ihre manchmal entmutigenden Probleme kein Zweifel bestehen darf. Im ganzen hat sich wieder gezeigt, daß die Anaesthesiologie fast mit allen Spezialgebieten der heutigen Medizin lebenswichtige Berührungsflächen hat, die nicht nur aus praktischen Gründen gepflegt sein wollen, sondern die über den Einzelfall hinaus Ansatzpunkte für eine neue Ganzheitsbetrachtung ergeben.

Salzburg, November 1968 V. Feurstein

Inhaltsverzeichnis

Vorsitz: Prof. Dr. K. Wiemers

Beisitz: Dr. B. Tschirren

Verzeichnis der Referenten

BIHLER, K., Dr., Institut für Anaesthesie der Universitätskliniken des Saarlandes, Homburg (Saar)

BIRCKS, W., Dr., I. Medizinische Klinik der Universität Düsseldorf

DUDZIAK, R., Dr., Abteilung für Anaesthesiologie der Universität Düsseldorf

EICHLER, J., Priv.-Doz. Dr., Zentrale Anaesthesieabteilung an der Chirurgischen Klinik der Medizinischen Akademie Lübeck

FERBERS, E., Dr., I. Medizinische Klinik der Universität Düsseldorf

FIGDOR, P., Dr., Institut für Anaesthesiologie der Universität Wien (Österreich)

FREIBERG, J., Dr., Institut für Anaesthesiologie der Universitätskliniken Freiburg i. Br.

GUNDLACH, G., Priv.-Doz. Dr., Urologische Universitätsklinik Homburg (Saar)

HACKEL, F., Dr., Medizinische Klinik der Karl-Marx-Universität Leipzig

HALLWACHS, O., Dr., Urologische Abteilung der Chirurgischen Universitätsklinik Heidelberg

HEINZE, V., Dr., Medizinische Poliklinik der Universität Freiburg i. Br.

HERBST, M., Prof. Dr., Medizinische Klinik der Karl-Marx-Universität Leipzig

HUTSCHENREUTER, K., Prof. Dr., Institut für Anaesthesie der Universitätskliniken des Saarlandes, Homburg (Saar)

JAHNECKE, J., Dr., II. Medizinische Universitätsklinik Homburg (Saar)

JUTZLER, G. A., Priv.-Doz. Dr., I. Medizinische Universitätsklinik Homburg (Saar)

KILIAN, K. F., Dr., Institut für Anaesthesiologie der Universitätskliniken Freiburg i. Br.

KIRCHNER, E., Prof. Dr., Abteilung für Anaesthesiologie der Medizinischen Hochschule Hannover

KRENN, J., Dr., Institut für Anaesthesiologie der Universität Wien (Österreich)

LUTZ, H., Priv.-Doz. Dr., Städtisches Krankenhaus Mannheim

LYMBEROPOULOS, S., Dr., Urologische Klinik der Medizinischen Fakultät der Technischen Hochschule Aachen

PULVER, K.-G., Priv.-Doz. Dr., Abteilung für Anaesthesiologie der Universität Düsseldorf

REUBI, F., Prof. Dr., Medizinische Poliklinik der Universität Bern (Schweiz)

SALEHI, E., Dr., Urologische Klinik der Medizinischen Fakultät der Technischen Hochschule Aachen

SARRE, H., Prof. Dr., Medizinische Poliklinik der Universität Freiburg i. Br.

SCHARA, J., OMR Dr., Anaesthesieabteilung der Städtischen Krankenanstalten Wuppertal-Barmen

SÖKELAND, J., Dr., Urologische Universitätsklinik Homburg/Saar

STEINBEREITHNER, K., Doz. Dr., Institut für Anaesthesiologie der Universität Wien (Österreich)

TEUBNER, E., Dr., Zentrale Anaesthesieabteilung an der Chirurgischen Klinik der Medizinischen Akademie Lübeck

THURAU, K., Prof. Dr., Physiologisches Institut der Universität München

VOGEL, W., Dr., Institut für Anaesthesiologie der Universitätskliniken Freiburg i. Br.

WETZELS, E., Dr., I. Medizinische Klinik der Universität Düsseldorf

ZINGANELL, K., Dr., Anaesthesieabteilung des Städtischen Krankenhauses Kassel

Neuere Ergebnisse der Physiologie und der Pathophysiologie der Nierenfunktion*

Von **K. Thurau**

Aus dem Physiologischen Institut der Universität München

Die in jüngster Zeit erzielten Fortschritte auf dem Gebiet der Physiologie und Pathophysiologie der Nierenfunktion sind so zahlreich, daß ich nur einige Aspekte herausgreifen kann. Nachdem die Technik der Mikropunktion von einzelnen Harnkanälchen in der Warmblüterniere den Nachweis erbracht hatte, daß die tubuläre Resorption des Glomerulumfiltrates in erster Linie durch eine primäre, aktive Resorption des mit dem Filtrat in die Tubuli gelangten Natriums erfolgt, haben in den letzten Jahren besonders die Fragen der Regulation des Resorptionsvorganges die Nephrologen interessiert. Die Klärung ist wichtig, weil mit dem Verständnis der Regulation der renalen Elektrolyt- und Wasserausscheidung ein wesentlicher Schritt zur Aufdeckung der Regulationsmechanismen des Elektrolyt- und Wasserhaushaltes des Gesamtorganismus getan wird.

Die größte Menge des glomerulär filtrierten Natriums und Wassers, etwa 60%, werden im proximalen Tubulus resorbiert. Seit den revolutionierenden Clearancestudien von Homer W. Smith in den 30er und 40er Jahren existiert der Begriff einer „obligatorischen Resorption" im proximalen Konvolut, womit gesagt sein soll, daß unabhängig von der Größe des Glomerulumfiltrates immer der gleiche Anteil (Fraktion) des Glomerulumfiltrates in diesem Nephronabschnitt resorbiert wird. Ein solches funktionelles Verhalten wird heute auch als glomerulo-tubuläre Balance im proximalen Konvolut bezeichnet. Die Existenz einer glomerulo-tubulären Balance würde bereits einen Regulationsmechanismus beinhalten, denn er führt dazu, daß bei einer Filtratsteigerung die intratubuläre Harnstromstärke am Ende des proximalen Konvolutes nicht um den Betrag ansteigt, um den sich das Filtrat erhöht hat, sondern daß ein Großteil dieses „Mehr"-Filtrates bereits vom proximalen Konvolut wieder resorbiert wird. Diese Frage steht augenblicklich im Mittelpunkt zahlreicher Forschungen [3, 11, 17, 27], ohne daß es z. Z. möglich ist, eine allgemein gültige Beschreibung

* Die hier mitgeteilten eigenen Arbeiten wurden durch die Deutsche Forschungsgemeinschaft und dem U.S. Department of the Army (European Research Office) unterstützt.

bieten zu können. Bedeutsame Parameter für eine Anpassung der fraktionellen Natrium- und Wasserresorption im proximalen Konvolut, unabhängig von humoralen Faktoren, sind der Durchmesser der Tubuluslichtung, die Passagegeschwindigkeit der Tubulusflüssigkeit durch das proximale Konvolut und die Resorptionskapazität des Tubulusepithels.

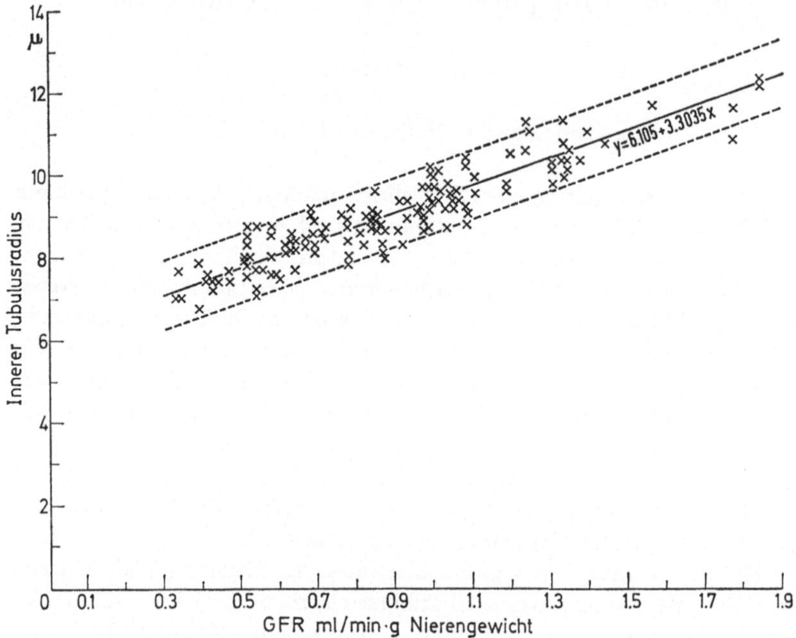

Abb. 1. Beziehung zwischen innerem Tubulusradius proximaler Konvolute an der Oberfläche der Rattenniere und dem Glomerulumfiltrat (Wahl, Nagel, Fischbach, Thurau)

Eine konstante fraktionelle Resorption im proximalen Konvolut wurde von Rector et al. [13, 17] dann gefunden, wenn der Radius des Tubuluslumen größer wird bei steigendem Glomerulumfiltrat. Gertz [9, 11] konnte die dabei auftretenden Änderungen der Resorption auf eine einfache Beziehung reduzieren, die besagt, daß die Resorptionsrate (C) mit dem Quadrat des tubulären Radius variiert, so daß $\frac{C}{\pi r^2}$ konstant ist. An der Rattenniere läßt sich in der Tat eine Korrelation zwischen Lumenradius des proximalen Konvolutes und spontanem Glomerulumfiltrat nachweisen, wie es aus Abb. 1 hervorgeht. In jüngster Zeit haben Wahl et al. (27[a]) jedoch Befunde erhoben, die gegen die allgemeine Gültigkeit dieser Abhängigkeit sprechen. Bei akuten Filtratabnahmen, z. B. durch Drosselung der Nierendurchblutung mit einer Arterienklemme, läßt sich die in Abb. 1 gezeigte Abhängigkeit nicht mehr nachweisen, der tubuläre Radius nimmt bei dieser Filtratminderung nicht entsprechend ab. Ein ähnlicher Befund ist auch von BAINES et al. [1] mitgeteilt worden. Da dies aus strömungsdynamischen Gründen zu einer Verlängerung der proximalen Passagezeit und damit der Kontaktzeit der Tubulusflüssigkeit mit dem Tubulusepithel führt, nimmt die fraktionelle Resorption unter diesen Bedingungen zu. Diese Befunde zeigen, daß der einfache Vergleich eines spontan niedrigen Filtrates mit einem durch Arteriendrosselung erniedrigten Filtrat für die Analyse einer glomerulo-tubulären Balance nicht möglich ist. Läßt man die mit Arteriendrosselungen erzeugten Filtratänderungen einmal außer acht, dann sprechen die meisten in der Literatur mitgeteilten Befunde für die Existenz einer glomerulo-tubulären Balance im proximalen Tubulus. Dies trifft jedoch nicht mehr zu bei intravenösen Kochsalzbelastungen [7, 15, 18]. Eine Beeinflussung der fraktionellen Resorption im proximalen Konvolut durch körpereigene Hormone ist bisher nicht gefunden worden: Insbesondere gilt dies für das ADH, das Angiotensin und das Aldosteron.

Aldosteron: Lange Zeit wurde angenommen, daß die Natriumresorption im proximalen Tubulus durch Aldosteron nicht beeinflußt wird, da der Inulinkonzentrationsquotient zwischen Tubulusflüssigkeit am Ende des proximalen Konvolutes und Plasma (TF/P Inulin) bei Fehlen von Aldosteron unverändert bleibt und damit eine Konstanz der fraktionellen Resorption im proximalen Konvolut anzeigt. Mikropunktionsanalysen von HIERHOLZER u. Mitarb. [28] zeigen jedoch, daß trotz der konstanten fraktionellen Resorption die Natriumresorptionskapazität des proximalen Konvolutes bei Fehlen von Aldosteron vermindert ist. Dieser scheinbare Widerspruch löst sich dadurch, daß die Kontaktzeit der Tubulusflüssigkeit mit dem Tubulusepithel verlängert ist (= verlängerte proximale Passagezeit). Dadurch wird die eingeschränkte Resorptionskapazität wieder kompensiert, so daß eine nahezu unveränderte fraktionelle Resorption im proximalen Konvolut erhalten bleibt. Dieser Befund ist ein Beispiel dafür, wie wenig man aus der fraktionellen Resorption auf das Verhalten der Resorptionskapazität schließen kann.

ADH: Das antidiuretische Hormon scheint nach Mikropunktionsergebnissen weder die Resorptionskapazität, die tubuläre Passagezeit noch die fraktionelle Resorption im proximalen Konvolut zu verändern. In Tabelle 1 sind Ergebnisse zusammengestellt, die an Ratten mit hereditärem, hypothalamischen Diabetes insipidus gewonnen wurden. Diese Tiere haben eine genetische Störung der ADH-Bildung [25]. Die Wasserdiurese dieser Tiere läßt sich durch ADH-Gabe im akuten Versuch reversibel hemmen. Während der spontanen Wasserdiurese und der ADH-induzierten Antidiurese bleiben endproximales TF/P Inulin sowie proximale Passagezeit unverändert. Diese Befunde stimmen mit Versuchen von GERTZ [10] überein, der mit der Methode des gespaltenen Öltröpfchens die Resorptionskapazität des proximalen Tubulusepithels von ADH ebenfalls unbeeinflußt fand.

Tabelle 1. *TF/P Inulin und Passagezeit im proximalen Konvolut während Wasserdiurese und ADH-induzierte Antidiurese (Versuche gemeinsam mit* Schnermann, Valtin, Fischbach, Nagel, Horster, Liebau, Tabor und Geltinger)

	Initiale H_2O Diurese	ADH 0,015 mU/min	ADH 0,15 mU/min	Rückgang zur H_2O Diurese
Spät-proximales TF/P Inulin	2,53 $\pm 0,58$ ($n = 20$)	2,26 $\pm 0,17$ ($n = 8$)	2,27 $\pm 0,46$ ($n = 11$)	2,32 $\pm 0,42$ ($n = 4$)
	$p < 0,2$			
Proximale Passagezeit (sec)	11,3 $\pm 2,1$	10,1 $\pm 2,0$	10,6 $\pm 1,6$	12,6 $\pm 3,0$

Diese Methode wurde von Gertz [9] zur Bestimmung der Resorptionskapazität des Tubulusepithels unabhängig von der Größe des Glomerulumfiltrates ausgearbeitet. Sie besteht darin, daß man in ein Tubulussegment isotone NaCl-Lösung injiziert, die beidseitig von Öl begrenzt ist. Die Geschwindigkeit, mit der sich die Öltröpfchen nähern, ist von der Geschwindigkeit abhängig, mit der transtubulär die mit Öl begrenzte Flüssigkeitssäule resorbiert wird. Aus der Halbwertszeit der Volumenresorption und der inneren Oberfläche des Tubulussegmentes kann der Netto-Fluß pro resorptiver Flächeneinheit für NaCl und Wasser berechnet werden. Bei gleichbleibenden inneren Tubulusradien ist die resorptive Halbwertszeit dem Flux direkt proportional.

Angiotensin: Über eine mögliche Beeinflussung der tubulären Natriumresorption durch Angiotensin liegen vornehmlich Clearanceuntersuchungen vor. Zwei fundamentale Schwierigkeiten stehen einer Interpretation dieser Befunde entgegen. a) Die Clearance-Methoden können höchstens den Nettoeffekt zahlreicher Faktoren, die an der Natriumausscheidung beteiligt sind, erfassen, ohne einen Aufschluß über den oder die Faktoren zu gewähren, die eine Änderung der Natriumausscheidung bewirken. b) Die Clearance-Methoden können nicht unterscheiden zwischen einer *indirekten* Angiotensinwirkung auf die Natriumresorption, z. B. durch Angiotensin-bedingte intrarenale vasomotorische Reaktionen oder Filtratbeeinflussungen, und einer direkten Beeinflussung der tubulären Resorptionsfähigkeit. Die sich sehr widersprechenden Clearance-Ergebnisse lassen von vornherein vermuten, daß eine direkte Beeinflussung der tubulären Resorptionskapazität durch Angiotensin unwahrscheinlich ist. Diese Vermutung konnten wir in Mikropunktionsversuchen an der Rattenniere bestätigen [12]: In Kontrollversuchen betrug die mit der split-droplet Methode gemessene resorptive Halbwertszeit 9,4 $\pm$ 0,4 sec, ein Wert, der mit den Kontrollwerten anderer Untersucher übereinstimmt. Angiotensin verändert diese Halbwertszeit weder von der luminalen noch von der peritubulären Seite her. Wenn Angiotensin der intratubulär installierten Flüssigkeit in Konzentrationen von 25 bzw. $250 \cdot 10^{-6}$ g/100 ml zugesetzt wird, bleibt die Halbwertszeit gegenüber der Kontrolle mit $9{,}5 \pm 1{,}3$ bzw. $9{,}0 \pm 1{,}0$ sec unverändert, die Unterschiede sind nicht signifikant. Ebenso bleibt die Halbwertszeit mit $9{,}4 \pm 1{,}3$ sec unverändert, wenn durch i. v. Infusion von $0{,}18 \cdot 10^{-6}$ g/min/kg Körpergewicht die Angiotensinkonzentration auf der peritubulären Seite erhöht wird. Auch an der Henle'schen Schleife läßt sich keine direkte Wirkung von intratubulärem Angiotensin auf die Netto-Natriumresorption nachweisen, wenn einzelne Henleschen Schleifen der Rattenniere mit Hilfe einer Mikroperfusionsapparatur *in vivo* durchströmt werden. VANDER [26] schloß aus stop-flow Untersuchungen an Hundenieren auf eine Hemmung der Natriumresorption durch Angiotensin im distalen Nephronabschnitt. Die geringgradige Erhöhung der distalen Natriumkonzentration in diesen Versuchen um nur $4{,}3 \pm 2{,}5$ meq/l ist jedoch bei der Deutungsschwierigkeit von stop-flow Ergebnissen kaum ausreichend, eine Hemmung der Transportkapazität für Natrium zu beweisen. In diesem Zusammenhang sollte man erwähnen, daß auch an der Krötenhaut wie an der Krötenblase keine Beeinflussung des Natriumtransportes durch Angiotensin sich nachweisen läßt [4], ebenso wie dieses Peptid keinen Einfluß auf die Na^+- K^+-aktivierte ATPase von Nierenhomogenaten ausübt [2]. Somit ergibt sich bisher kein Anhalt für eine direkte Beeinflussung der tubulären Natriumresorptionskapazität durch Angiotensin. Man muß daher annehmen, daß andere Faktoren, die die Netto-Natriumresorption beeinflussen können, wie z. B. die intrarenale Vasomotorik und hydrostatische Druckverteilung, durch Angiotensin verändert werden.

Isotone Resorption im proximalen Konvolut

Zahllose Mikropunktionsversuche haben übereinstimmend den Beweis erbracht, daß die aktive Na-Resorption im proximalen Konvolut zu einer isotonen Flüssigkeitsresorption führt. Dieses Phänomen der isotonen Flüssigkeitsresorption bereitet in seiner Erklärung Schwierigkeiten, da die gemessene Wasserpermeabilität des proximalen Konvolutes nur dann einen isotonen Wasserfluß ermöglichen würde, wenn die osmolare Konzentration an der Außenseite des Tubulus um etwa 25 mosm/l höher als in der Tubulusflüssigkeit wäre [24]. Dieser osmolare Konzentrationsunterschied läßt sich experimentell nicht nachweisen. Neuerdings haben die von WHITLOCK et al. [13, 29] und von DIAMOND [5, 6] am Modell der Gallenblase erhobenen Befunde neue Ansatzpunkte für eine Klärung erbracht. Aus elektronenoptischen Untersuchungen ist bekannt, daß die Tubuluswandzellen nicht fest aneinandergrenzen, sondern durch Zwischenspalten getrennt sind, die nach der Außenseite des Tubulus in offener Verbindung zum Interstitium stehen, gegen das Tubuluslumen aber mit einer Schlußleiste verschlossen sind. Das aus den Untersuchungen über die Resorptionscharakteristika an der Gallenblase abgeleitete und möglicherweise für alle epithelialen Strukturen mit Nettoresorption gültige Modell besagt, daß der Transport des osmotisch wirksamen Teilchens, in der Niere des Natriums, primär durch die lateralen Zellwände in den interzellulären Raum erfolgt, von wo entweder durch lokale Osmose (standing gradient osmotic flow model [5, 6]) oder durch hydrodynamische Strömung [13, 29] das in die Interzellulärräume nachströmende Wasser mit dem Natrium in den peritubulären Raum gelangt (Abb. 2). Der entscheidende Punkt in dieser Theorie besteht darin,

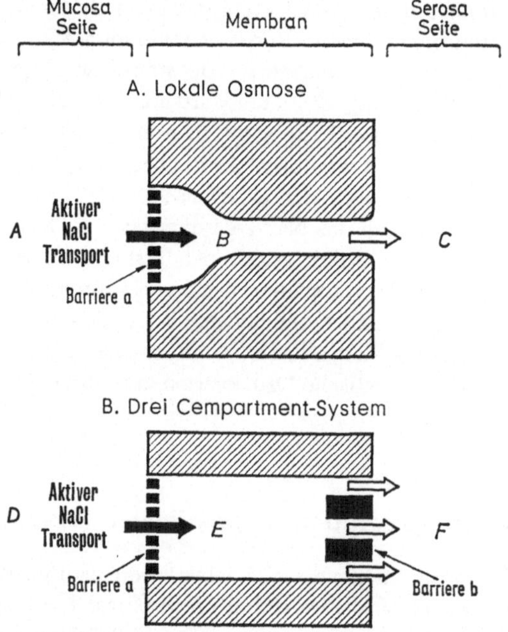

Abb. 2a. Schematische Darstellung der transmembranalen Bewegung von Wasser und osmotisch aktiven Teilchen bei isotoner Resorption in der Gallenblase. A: Lokale Osmose (Diamond). B: Drei Compartment-System (Curran, Whitlock und Wheeler)

daß der für die isotone Wasserresorption notwendige osmotische Gradient in den interzellulären Raum der epithelialen Struktur verlegt wird. Dieses Modell, für dessen Existenz in der Niere erste experimentelle Hinweise sprechen [30], könnte insbesondere für patho-physiologische Veränderungen der Nierenfunktion von großer Bedeutung sein, da damit neben der aktiven, zellulären Resorptionsleistung den Verhältnissen im renalen Interstitium eine wichtige Rolle für die Elektrolyt- und Wasserresorption zukommen würde.

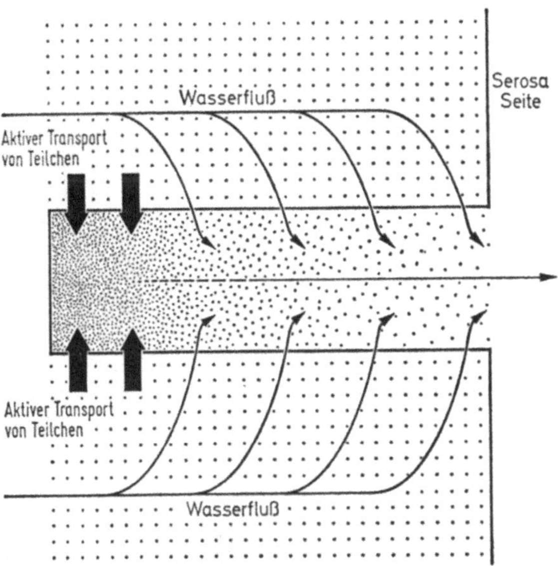

Abb. 2b. Modell für „standing gradient osmotic flow" von DIAMOND und TORMEY. Osmotisch wirksame Teilchen werden aktiv in das abgeschlossene Ende der interzellulären Kanälchen transportiert, wodurch dieser Teil der Kanälchen hyperton wird. Dies bewirkt einen Wasserfluß in das Kanälchen. Die osmotisch wirksamen Teilchen gelangen auf Grund des Wasserflusses entlang des Lumens und von Osmose entlang des Konzentrationsgradienten zum offenen Ende des Kanälchens. Ein osmotischer Ausgleich der Kanälchenflüssigkeit erfolgt durch seitlichen Zustrom von Wasser, so daß die Flüssigkeit bei Austritt aus dem Kanälchen wieder isoton ist. Der „standing gradient" wird durch den aktiven Transport von osmotisch aktiven Teilchen aufrechterhalten

Nephronfunktion in verschiedenen Schichten der Niere

Unsere Kenntnisse über die Anpassungen der Nephronfunktion an die unterschiedlichen Ausscheidungserfordernisse basieren im Wesentlichen auf den Mikropunktionsanalysen oberflächlicher Nephrone, deren proximales und distales Konvolut einer Mikropunktion von der Nierenoberfläche her leicht zugänglich sind. Dabei werden diese Befunde als repräsentativ für alle Nephrone angesehen und auch für die quantitative Berechnung des Gegenstromsystems herangezogen, obwohl gerade das innere Nierenmark nur mit Henleschen Schleifen durchzogen wird, die ausschließlich zu tiefliegenden, juxtamedullären Nephronen gehören. Zur Klärung der Frage, ob die Nephrone in den verschiedenen Schichten der Niere gleiche Funktionen haben, die sich bei Änderung der Gesamtnierenfunktion auch homogen verändern, wurden kürzlich in unserer Arbeitsgruppe von Herrn Dr. Horster Versuche ausgeführt, in denen das Filtrat einzelner oberflächlich gelegener und juxtamedullär gelegener Glomerula in der Rattenniere simultan bestimmt wurden. Das Prinzip dieser Technik ist in Abb. 3 dargestellt und besteht darin, daß aus dem Inulin-Anstieg (TF/P-Inulin) und

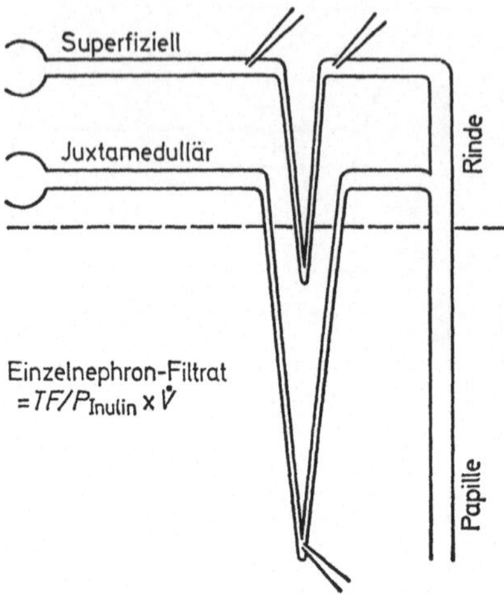

Abb. 3. Schematische Darstellung der Punktionstechnik zur Bestimmung des Einzelnephronfiltrates in superfiziellen und juxtamedullären Glomerula der Rattenniere. Superfizielle Einzelnephronfiltrate werden durch Punktion von Tubulussegmenten (endproximal oder distal) an der Nierenoberfläche bestimmt, juxtamedulläre Filtrate durch Punktion langer Henlescher Schleifen nach Eröffnung des Nierenbeckens und Freilegung der Nierenpapille (Horster, Thurau)

der intratubulären Stromstärke ($\dot{V}$) – beides gemessen am gleichen Segment entlang eines Nephrons – das Glomerulumfiltrat dieses Nephrons berechenbar ist. Diese Methode läßt sich zur Bestimmung superfizieller Einzelnephronfiltrate an den Tubulussegmenten der Nierenoberfläche anwenden und für die juxtamedullären Einzelnephronfiltrate an den Henleschen Schleifen der freigelegten Nierenpapille. Die Befunde dieser Untersuchungen zeigen (Abb. 4), daß an der antidiuretischen Rattenniere das Filtrat der juxtamedullären Glomerula etwa 2,5mal größer als in den superfiziellen Glomerula ist. Dieser Unterschied ist auch der Grund dafür, daß man allein aus dem superfiziellen Einzelfiltrat multipliziert mit der Gesamtzahl der Glomerula in einer Rattenniere ein „Gesamtfiltrat" errechnet, das niedriger ist als das mit der Inulinclearance bestimmte Glomerulumfiltrat der Gesamtniere (Abb. 5). Aus den unterschiedlichen Einzelglomerulumfiltraten läßt sich das Gesamtfiltrat (Inulinclearance) dann erklären, wenn sich die Glomerula des superfiziellen und juxtamedullären Types wie 4:1

verteilen. Diese Berechnung stimmt sehr gut mit anatomischen Studien überein, die den Anteil der juxtamedullären Nephrone an der Gesamtnephronzahl aus Glomerulumgröße, Anatomie des vasculären Glomerulumpols und aus den Längen der Henleschen Schleifen bestimmt haben [14, 16, 21].

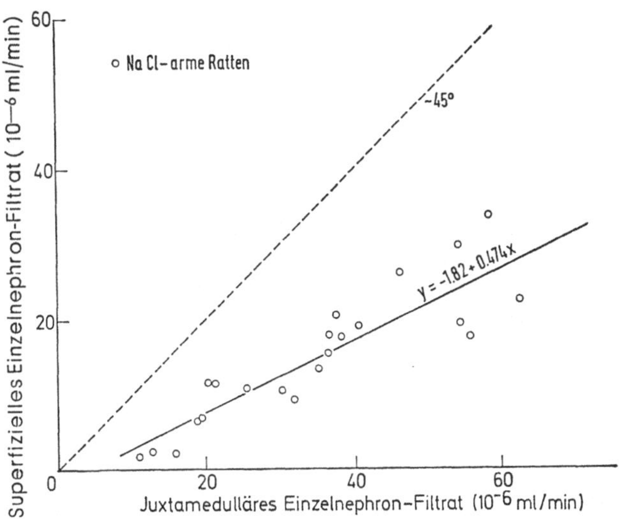

Abb. 4. Beziehung zwischen superfiziellen und juxtamedullären Einzelnephronfiltraten in natriumarm ernährten Ratten. Die juxtamedullären Filtrate sind etwa $2^1/_2$mal größer als die superfiziellen

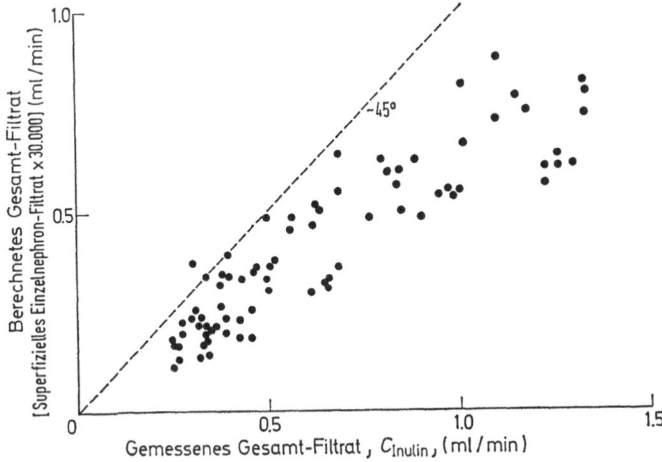

Abb. 5. Beziehung zwischen Gesamtfiltrat (Inulinclearance) und berechnetem Gesamtfiltrat aus superfiziellem Einzelnephronfiltrat multipliziert mit der Zahl der Glomerula in einer Niere (Ergebnisse bei natriumarm ernährten Ratten)

Diese Befunde zeigen, daß sich die Funktion der Glomerula in der Nierenrinde inhomogen verteilt und zwar nach der Lage der Glomerula. Über die Ursachen und Bedeutungen dieser funktionellen Inhomogenität lassen sich z. Z. nur Vermutungen äußern, wenn auch Versuche, in denen das Verhalten der superfiziellen und juxtamedullären Einzelnephronfiltrate bei Kochsalzbelastung untersucht wurde, einige Hinweise geben könnten. In Ratten, deren Trinkwasser durch 0,9% NaCl-Lösung ersetzt wurde, findet man eine Vergrößerung des superfiziellen Einzelnephronfiltrates bei Kleinerwerden des juxtamedullären Filtrates. Unter diesen Bedingungen läßt sich ebenfalls das Gesamtfiltrat der Niere (Inulinclearance) errechnen, wenn man die auch in den Kontrollversuchen gefundene zahlenmäßige Glomerulaverteilung von 4:1 (superfiziell:juxtamedullär) berücksichtigt. Diese Änderungen in der Verteilung des Einzelnephronfiltrates scheinen durch intrarenale Regulationsvorgänge ausgelöst zu werden, da die extrarenalen Bedingungen für die Größe des Einzelnephronfiltrates – wie insbesondere der arterielle Blutdruck – nicht zu diesen Veränderungen korreliert werden können. Möglicherweise handelt es sich hier um das funktionelle Substrat einer schon seit langem bekannten Beeinflussung der Reninverteilung in den juxtamedullären Apparaten durch Kochsalzbelastung. Auf die Bedeutung des juxtaglomerulären Apparates für die Regulierung des Einzelnephronfiltrates möchte ich am Schluß dieses Vortrages noch kurz eingehen.

Wichtig scheinen uns diese beobachteten Veränderungen der Einzelnephronfiltrate aber im Hinblick auf eine weitere Klärung des Konzentrierungsmechanismus im Nierenmark. In den bisherigen quantitativen Berechnungen wurden die dem Nierenmark zuströmenden Flüssigkeitsmengen aus den Punktionsdaten an superfiziellen Nephronen errechnet, wobei gleiche Glomerulumfiltrate in allen Nierenschichten angenommen wurden. Es scheint uns im jetzigen Augenblick verfrüht, das Gegenstromsystem einer neuen quantitativen Berechnung zu unterziehen, da dafür erst noch weitere Befunde insbesondere an den juxtamedullären Nephronen erhoben werden müssen.

Intrarenale Funktion des juxtaglomerulären Apparates und seine Beteiligung beim akuten Nierenversagen: Der in jeder Nephroneinheit nachweisbare juxtaglomeruläre Apparat verbindet das Ende der Henleschen Schleife mit der afferenten Arteriole des zur gleichen Nephroneinheit gehörigen Glomerulums. Die intratubuläre Natriumkonzentration an diesem Kontaktpunkt ist normalerweise wesentlich niedriger als die Plasmakonzentration, da der aufsteigende Schleifenschenkel Natrium resorbiert bei relativ schlechter H_2O-Permeabilität. In Mikropunktionsversuchen konnten wir nachweisen, daß die lokale Erhöhung der Na-Konzentration in der Tubulusflüssigkeit des Kontaktpunktes das Filtrat nur der betroffenen Nephroneinheit vermindert [22]. Da das Angiotensin-abspaltende Enzym Renin in den epitheloiden Zellen der afferenten Arteriolenwand gebildet wird, scheint als Ursache der Filtratabnahme eine gesteigerte Angiotensinbildung mit Vasokonstriktion der afferenten Glomerulumarteriole wahrscheinlich. Diese Annahme wird durch den Befund gestützt, daß sich das Einzelnephronfiltrat nicht oder nur kaum durch eine Erhöhung der Natriumkonzentration im Macula densa-Segment vermindern läßt, wenn die Niere reninverarmt ist.

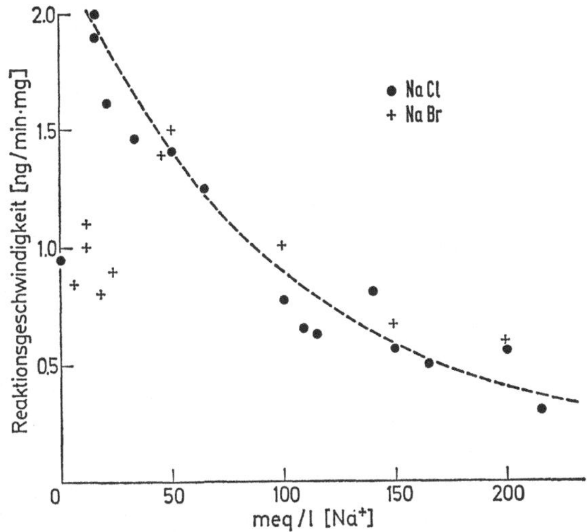

Abb. 6. Beziehung zwischen Natriumkonzentration im Inkubationsmedium und Angiotensinbildungsgeschwindigkeit bei Inkubation von gereinigtem Angiotensin mit Renin (Dahlheim und Weber)

Die Frage, ob die Natriumkonzentration in der Tubulusflüssigkeit im Macula densa-Segment selbst die entscheidende Größe ist oder die Natriumkonzentration des lokalen Resorbates, kann z. Z. nicht entschieden werden. Für die letztere Möglichkeit sprechen Mikroperfusionsbefunde an Henleschen Schleifen von Dr. Schnermann [19]. Eine Klärung wird erst dann möglich sein, wenn es gelingt, die an der Steuerung des juxtaglomerulären Apparates beteiligten Einzelreaktionen, insbesondere die chemischen Zusammensetzungen der lokalen Kompartmente näher zu definieren. Unter diesem Aspekt ist auch ein Befund erwähnenswert, der kürzlich in unserer Arbeitsgruppe von Dr. Dahlheim und Herrn Weber erhoben wurde. Sie konnten zeigen, daß die Geschwindigkeit der Angiotensinfreisetzung *in vitro* bei konstanten Renin- und Reninsubstratkonzentrationen von der Natriumkonzentration im Reaktionsmilieu abhängig ist. Dieser Befund ist in Abb. 6 wiedergegeben, wobei hervorzuheben ist, daß die größte Beeinflußbarkeit der Reaktion bei einer Natriumkonzentration unterhalb der Isotonie bei 150 meq/l Na liegt, in einem Bereich also, in dem die intratubuläre Natriumkonzentration im Macula densa-Segment variiert. Eine Zuordnung dieses Befundes zur regulatorischen Funktion des juxtaglomerulären Apparates ist aus den oben genannten Gründen z. Z. nicht möglich, er zeigt jedoch, daß offenbar direkte Einwirkungen lokaler Natriumkonzentrationen auf das Enzymsystem eine Rolle spielen.

Im Rahmen der Nierengesamtfunktion kommt dem juxtaglomerulären Apparat nach den bisherigen Befunden eine regulierende Funktion für das Glomerulumfiltrat auf der Ebene des Einzelnephrons zu. Dabei würde die Einstellung des Glomerulumfiltrates durch die Resorptionsfähigkeit des tubulären Systems erfolgen, wobei die Natriumkonzentration am Ende der Henleschen Schleife die Meßgröße darstellt [23].

Zum Schluß möchte ich noch kurz auf die Filtratabnahme im akuten Nierenversagen und die Mehrdurchblutung der Niere bei Mannitolgabe eingehen, beides Phänomene, die in Ihrem anaesthesiologischen Arbeitsbereich eine große Rolle spielen.

Der Begriff „akutes Nierenversagen" beschreibt einen Zustand, in dem die vom energetischen Standpunkt aus gesehene Hauptfunktion der Niere, die aktive Resorption von Natrium, vermindert ist bei gleichzeitiger Verkleinerung des Glomerulumfiltrates [8, 20]. Im Vordergrund aller bisherigen pathophysiologischen Betrachtungen standen die Verminderungen des Glomerulumfiltrates und der Nierendurchblutung, die zu beheben die verschiedensten therapeutischen Anstrengungen galten. Die Außerachtlassung der verminderten Resorptionsfähigkeit und deren Konsequenz ist wohl nur dadurch zu erklären, daß sie sich einer klinisch durchführbaren Bestimmbarkeit entzieht im Gegensatz zur Filtrat- und Durchblutungsbestimmung. Die intratubuläre Natriumkonzentration im Macula densa-Segment beträgt normalerweise 25–40 meq/l und kann nur dann auf diesem niedrigen Wert gehalten werden, wenn die Transportfunktion des aufsteigenden Schleifenschenkels für NaCl intakt ist. Eine Schädigung der Tubuluszellen vermindert nicht nur die Natriumresorption entlang des Gesamtnephrons, sondern führt auch zu einer Erhöhung der Natriumkonzentration im Macula densa-Segment, wo bei völligem Ausfall der Natriumresorption im aufsteigenden Schleifenschenkel maximal plasmaisotone Natriumkonzentrationen zu erwarten sind. Nach der Theorie des Na^+-sensitiven Rückkoppelungsmechanismus sollte der Anstieg der Natriumkonzentration im Macula densa-Segment bei einer tubulären Schädigung mit einer Abnahme des GFR korreliert sein. In Abb. 7 sind Befunde dargestellt, die an ischämisch geschädigten Nieren erhoben wurden [20]. Nach Ischämie ist die frühdistale Natriumkonzentration maximal bis auf Plasmaisotonie (140–160 meq/l) angestiegen bei einer entsprechenden Verkleinerung des GFR.

Die Bedeutung einer Einschränkung des GFR bei verminderter tubulärer Natriumresorption wird erkennkar, wenn man von dem Fall ausgeht, daß das GFR normal hoch bleiben würde bei einer um 50% verminderten tubulären Natriumresorption. In einer solchen Situation betrüge die Natriumausscheidung 50% des gefilterten Natriums und das Harnvolumen wäre 50% des Glomerulumfiltrates. Beim Menschen entspräche dies einem Harnvolumen von 75 ml/min und einer Natriumausscheidung von etwa 10 meq/min. Ohne eine entsprechende Zufuhr würde dieser Zustand innerhalb von 3 Std nach Beginn der Schädigung zum Verlust des gesamten Körpernatriums führen. Es erscheint bei dieser Betrachtung offensichtlich,

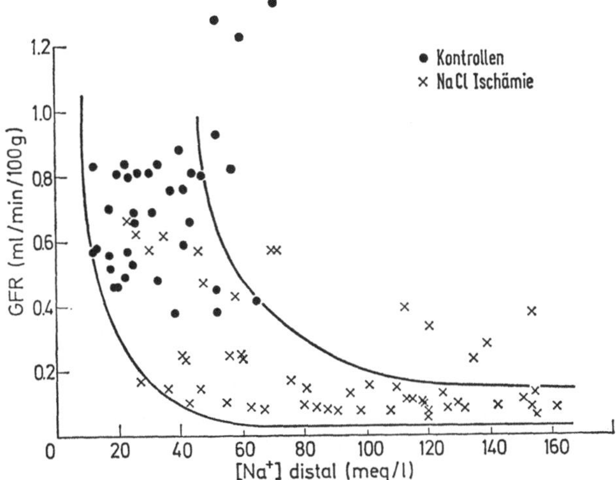

Abb. 7. Beziehung zwischen der Natriumkonzentration in der Tubulusflüssigkeit frühdistaler Neohronsegmente und dem Glomerulumfiltrat. Punkte: Kontrollwerte. Kreuze: Werte nach Nierenschädigung durch 30 min Ischämie (SCHNERMANN, NAGEL, THURAU)

daß die Abnahme des Filtravolumens und damit zwangsläufig der Durchblutung in einer geschädigten Niere eine kompensatorische, natriumkonservierende Reaktion darstellt, mit der der immense Natriumverlust verhindert wird. Daß die verminderte Filtration über Tage und Wochen zur Retention insbesondere stickstoffhaltiger Substanzen führt, ist eine Folge dieser Sofortreaktion. Immerhin stehen aber Tage und Wochen zur Verfügung, in denen sich die zelluläre Funktion der Niere wieder erholen kann. Die Normalisierung des GFR erfolgt dann als eine Begleiterscheinung einer wiedererlangten Resorptionsfähigkeit und einer niedrigen Natriumkonzentration im Macula densa-Segment.

Schließlich sei als letztes Beispiel die klinisch sehr bekannt gewordene Mehrdurchblutung der Niere bei Mannitolgabe erwähnt. Ein experimenteller Beweis, daß Mannitol eine direkte erschlaffende Wirkung auf die renalen Blutgefäße hat, ist nie erbracht worden. Dagegen ist aus Mikropunktionsversuchen experimentell gesichert, daß die intratubuläre Natriumkonzentration im Macula densa-Bereich unter den schon normalerweise niedrigen Wert weiter absinkt. Dies geschieht dadurch, daß die schlecht permeablen Mannitolmoleküle intratubulär osmotisch Wasser binden, während Natrium noch weiter resorbiert werden kann. Auch hier scheinen uns die vasomotorischen Veränderungen primär durch die durch Mannitol verursachten tubulären Bedingungen ausgelöst zu sein. Daß das Glomerulumfiltrat dabei nicht parallel zur Mehrdurchblutung erhöht wird, liegt an der gleichzeitigen Erhöhung des hydrostatischen Druckes im proximalen Tubulus, die den effektiven Filtrationsdruck negativ beeinflußt.

Literatur

1. Baines, A. D., P. P. Leyssac, and C. W. Gottschalk: Proximal tubular volume and inulin clearance in nondiuretic rats. III. Intern. Congr. Nephrol., Washington. Abstracts **1967**, 152.
2. Bonting, S. L., M. R. Canady, and N. M. Hawkins: Angiotensin and renal Na-K activated adenosine triphosphatase. Biochim. Biophys. Acta **82**, 427—429 (1964).
3. Brunner, F. P., F. C. Rector, Jr., and D. W. Seldin: Mechanism of glomerotubular balance. II. Regulation of proximal tubular reabsorption by tubular volume, as studied by stopped-flow microperfusion. J. clin. Invest., **45**, 603—611 (1966).
4. Coviello, A., and J. Crabbé: Effect of angiotensin II on active transport of sodium by toad bladder and skin. Biochem. Pharmacol. **14**, 1739—1744 (1965).
5. Diamond, J. M.: Transport of salt and water in rabbit and guinea pig gallbladder. J. Gen. Physiol. **48**, 1—14 (1964).
6. — The mechanism of isotonic water transport. J. Gen. Physiol. **48**, 15—42 (1964).
7. Dirks, J. H., W. J. Cirksena, and R. W. Berliner: The effect of saline infusion on sodium reabsorption by the proximal tubule of the dog. J. clin. Invest. **44**, 1160—1170 (1965).
8. Flanigan, W. J., and D. E. Oken: Renal micropuncture study of the development of anuria in the rat with mercury-induced acute renal failure. J. clin. Invest. **44**, 449—457 (1965).
9. Gertz, K. H.: Transtubuläre Natriumchloridflüsse und Permeabilität für Nichtelektrolyte im proximalen und distalen Konvolut der Rattenniere. Pflügers Arch. ges. Physiol. **276**, 336 (1963).
10. —, G. C. Kennedy u. K. J. Ullrich: Mikropunktionsuntersuchungen über die Flüssigkeitsrückresorption aus einzelnen Tubulusabschnitten bei Wasserdiurese (Diabetes insipidus). Pflügers Arch. ges. Physiol. **278**, 513 (1964).
11. —, J. A. Mangos, G. Braun, and H. D. Pagel: On the glomerular tubular balance in the rat kidney. Pflügers Arch. ges. Physiol. **285**, 360—372 (1965).
12. Horster, M., W. Nagel, J. Schnermann u. K. Thurau: Zur Frage einer direkten Angiotensinwirkung auf die Natriumresorption im proximalen Tubulus und in der Henleschen Schleife der Rattenniere. Pflügers Arch. ges. Physiol. **292**, 118—128 (1966).

13. KAYE, G. I., H. O. WHEELER, R. T. WHITLOCK, and N. LANE: Fluid transport in the rabbit gallbladder. A combined physiological and electron microscopic study. J. Cell. Biol. **30**, 237—268 (1966).
14. KRIZ, W.: Der architektonische und funktionelle Aufbau der Rattenniere. Ztschr. Zellforsch. **82**, 495—535 (1967).
15. LANDWEHR, D. M., R. M. KLOSE, and G. GIEBISCH: Renal tubular sodium and water reabsorption in the isotonic sodium chloride-loaded rat. Amer. J. Physiol. **212**, 1327—1333 (1967).
16. MUNKÁCSI, I., and M. PALKOVITS: Study on the renal pyramid, loops of Henle and percentage distribution of their thin segments in mammals living in desert, semi-desert and water-rich environment. Acta Biol. Hung. **17** (1), 89—104 (1966).
17. RECTOR, F. C., Jr., F. P. BRUNNER, and D. W. SELDIN: Mechanism of glomerulotubular balance. I. Effect of aortic constriction and elevated ureteropelvic pressure on glomerular filtration rate, fractional reabsorption, transit time, and tubular size in the proximal tubule of the rat. J. clin. Invest. **45**, 590—602 (1966).
18. —, J. C. SELLMAN, M. MARTINEZ-MALDONADO, and D. W. SELDIN: The mechanism of suppression of proximal tubular reabsorption by saline infusions. J. clin. Invest. **46**, 47—56 (1967).
19. SCHNERMANN, J.: Microperfusion study of single short loops of Henle in rat kidney. Pflügers Arch. ges. Physiol. **300**, 225 (1968).
20. —, W. NAGEL u. K. THURAU: Die frühdistale Natriumkonzentration in Rattennieren nach renaler Ischämie und hämorrhagischer Hypotension. Pflügers Arch. ges. Physiol. **287**, 296—310 (1966).
21. SPERBER, I.: Studies on the mammalian kidney. Inaugural-Dissertation, Uppsala, 1944.
22. THURAU, K., u. J. SCHNERMANN: Die Natriumkonzentration an den Macula densa-Zellen als regulierender Faktor für das Glomerulumfiltrat (Mikropunktionsversuche). Klin. Wschr. **43**, 410—413 (1965).
23. — —, W. NAGEL, M. HORSTER, and M. WAHL: Composition of Tubular Fluid in the Macula Densa Segment as a Factor Regulating the Function of the Juxtaglomerular Apparatus. Circ. Res. Suppl. II, XX and XXI, 79—90 (1967).
24. ULLRICH, K. J., G. RUMRICH u. G. FUCHS: Wasserpermeabilität und transtubulärer Wasserfluß corticaler Nephronabschnitte bei verschiedenen Diuresezuständen. Pflügers Arch. ges. Physiol. **280**, 99—119 (1964).
25. VALTIN, H.: Hereditary hypothalamic diabetes insipidus in rats (Brattleboro strain). Amer. J. Med. **42**, 814 (1967).
26. VANDER, A. J.: Inhibition of distal sodium reabsorption by angiotensin II. Amer. J. Physiol. **205**, 133 (1963).
27. WAHL, M., W. NAGEL, H. FISCHBACH, and K. THURAU: On the application of the occlusion time method for measurements of lateral net fluxes in the proximal convolution of the rat kidney. Pflügers Arch. ges. Physiol. **298**, 141 (1967).
27a. —, G. LIEBAU, H. FISCHBACH und J. SCHNERMANN: Balance between tubular flow rate and net fluid reabsorption in the proximal convolution of the rat kidney. II. Reabsorptive characteristics during constriction of the renal artery. Pflügers Arch. ges. Physiol. **304**, 297–314 (1968).
28. WIEDERHOLT, M., H. STOLTE, J. P. BRECHT u. K. HIERHOLZER: Mikropunktionsuntersuchungen über den Einfluß von Aldosteron, Cortison und Dexamethason auf die renale Natriumresorption adrenalektomierter Ratten. Pflügers Arch. ges. Physiol. **292**, 316—333 (1966).

29. WHITLOCK, R. T., and H. O. WHEELER: Coupled transport of solute and water across rabbit gallbladder epithelium. J. clin. Invest. **43**, 2249–2265 (1964).
30. WINDHAGER, E. E., E. L. BOULPAEP, and G. GIEBISCH: Electrophysiological studies on single nephrons. Proc. III. Intern. Congr. Nephrol., Washington, **1967**, 68–69. Bern-Stuttgart: Hans Huber.

Die Pathogenese der Schockniere

Von **F. Reubi**

Aus der Medizinischen Poliklinik der Universität Bern
(Direktor: Prof. F. Reubi)

Jeder Kliniker weiß, daß verschiedene Krankheitsbilder zu akuter Anurie führen können. Selten handelt es sich um eine akute Pyelonephritis oder eine akute septische interstitielle Nephritis, noch seltener um eine akute Glomerulonephritis. Etwas häufiger läßt sich die Anurie auf eine toxische Nephropathie zurückführen (z. B. Sublimatniere, Tetrachlorkohlenstoffvergiftung, Pilzvergiftung). Am häufigsten tritt aber die akute Niereninsuffizienz als Folge eines Schocks auf, weshalb dieses Krankheitsbild als Schockniere bekannt ist. Andere Bezeichnungen sind: akute Tubulonephritis, "lower nephron nephrosis", Crush-Syndrom, chromoproteinurische Nephropathie, Bywaters Syndrom.

Trotz der Vielheit ätiologischer Faktoren handelt es sich um ein klinisch wohldefiniertes Bild. Die Schockniere ist durch Anurie oder Oligurie mit akutem Beginn und unbestimmter Dauer charakterisiert, welche zu rasch fortschreitender Azotämie und in schweren Fällen zu letaler Urämie führt. Überleben die Kranken die kritische Periode, so tritt vollständige Heilung ein.

Die Niereninsuffizienz dieser Art kann immer mit einer bestimmten Ursache in Zusammenhang gebracht werden. Davon seien erwähnt: ausgedehnte Verletzungen mit Gewebsquetschung (Crush-Syndrom), starke Blutungen, chirurgische Eingriffe, vor allem Bauch-Operationen (postoperative Anurie), schwere Geburten, septische und aseptische Aborte, Uterusblutungen, Transfusionen mit inkompatiblem Blut (posttransfusionelle Anurie), ausgedehnte Verbrennungen (Verbrennungsniere), schwere abdominale Erkrankungen (Peritonitis, Ileus, Gallenwegaffektionen, akute Pankreatitis), schwere Sepsis, medikamentöse Idiosynkrasie oder Allergie, aortorenale Angiographie und retrograde Pyelographie.

Alle diese Ursachen von Anurie haben als gemeinsames Merkmal den Kreislaufschock, welcher zu einer deutlichen Blutdrucksenkung mit niedrigem Herzminutenvolumen führt und im allgemeinen von einer reaktiven Vasokonstriktion von langer Dauer gefolgt ist. Wenn gelegentlich die reaktive Vasokonstriktion frühzeitig auftritt, wird der Blutdruckabfall von vornherein kompensiert und tritt klinisch nicht in Erscheinung. Das Herzminutenvolumen ist aber trotzdem klein. Andererseits sollte man nicht meinen, daß jede Hypotonie von einer länger dauernden Anurie mit organischen Nierenläsionen gefolgt sei. In den meisten Fällen von vorübergehender Blutdrucksenkung bleibt die funktionelle Niereninsuffizienz nur so lange bestehen, als der Blutdruck erniedrigt ist. Es handelt sich dann bloß um eine „funktionelle Nephropathie". Damit sich eine „Schockniere" überhaupt entwickelt, bedarf es eines schweren Schocks und vielleicht noch weiterer besonderer Umstände (z. B. Dehydratation).

Klinisch ist die Schockniere durch 4 verschiedene Stadien charakterisiert:

1. auslösendes Ereignis, gefolgt von Schock
2. Anurie
3. polyurische Phase
4. Rekonvaleszenz.

In der Regel geht am Tage nach dem Schock die Urinbildung zurück, gelegentlich aber auch erst 2–3 Tage später. Es ist selten, daß die Urinausscheidung vollständig aufhört. Häufiger werden kleine Harnmengen (20–30 ml/24 Std) noch gebildet. In leichteren Fällen kann die Tagesurinmenge 200–300 ml betragen. Im Harn finden sich Eiweiß in geringer Konzentration sowie vereinzelte Leukocyten. Die Reaktion ist neutral, das spezifische Gewicht meistens um 1008–1012.

Die Dauer der Anurie ist variabel. Früher starben die Patienten, wenn die Urinproduktion nicht nach 8–10 Tagen wieder einsetzte. Seit der Anwendung der Peritonealdialyse und der künstlichen Niere weiß man, daß das Intervall bis zum Wiedereinsetzen der Diurese viel länger sein kann (28 bis 33 Tage). Solche Fälle sind jedoch eher selten, und die mittlere Dauer der Anurie kann mit 10 Tagen veranschlagt werden. Der Allgemeinzustand hängt anfänglich von der den Schock auslösenden Ursache ab. Erst im Lauf einiger Tage setzen Müdigkeit und Inappetenz ein. Später werden die Symptome typisch: Nausea, Erbrechen, Somnolenz oder Unruhe, tiefe Atmung, Foetor uraemicus, belegte Zunge, Ulcerationen der Schleimhäute, Nasenblutungen, Anämie, Pericarditis und schließlich Praecoma oder urämisches Coma.

Bei Überleben der anurischen Periode setzt die Diurese allmählich wieder ein. Die polyurische Phase ist durch eine deutliche subjektive Besserung gekennzeichnet, obwohl der Harnstoff zunächst noch etwas ansteigt oder stationär bleibt. Das Kalium kann rasch abfallen, und läßt man nicht Vorsicht walten, kann der Kranke rasch der Dehydratation und Hypokaliämie verfallen. In der Folge haben die Harnmengen die Tendenz, sich zu normalisieren, obwohl eine gewisse Polyurie und Hyposthenurie noch längere Zeit bestehen können. Die Urinkonzentration von Harnstoff und stickstoffhaltigen Metaboliten nimmt beständig zu. Allmählich normalisieren sich auch die verschiedenen Blutwerte.

Pathogenese der Schockniere

Die pathologisch-anatomischen Veränderungen sind relativ diskret, so daß daraus keine bestimmten Schlüsse in bezug auf den Entwicklungsmechanismus der Anurie gezogen werden dürfen. Gefäße und Glomerula zeigen eine beinahe intakte Struktur. Die Hauptveränderungen betreffen die Tubuli. OLIVER unterscheidet zwei Typen struktureller Läsion: Die Tubulorhexis, eine umschriebene Ruptur des Harnkanälchens, und die Tubulonekrose, welche mehr diffus auftritt. Im Gegensatz zu den toxischen Nephropathien, bei welchen die Nekrose das Bild beherrscht, kommt es bei der Schockniere vorwiegend zu Rupturen. Bei gewöhnlicher histologischer Untersuchung der Nierenschnitte beobachtet man eine Erweiterung der tubulären Lumina und eine Abflachung der Epithelien, vorwiegend in den distalen Segmenten. Man findet im weiteren kleine Zonen von Nekrose sowie Protein- bzw. Pigmentzylinder.

Nach exakten Messungen von JAHNECKE u. Mitarb. sind die proximalen Tubuli geschwollen, die Lumina derselben etwa normal weit. Bei den distalen Tubuli läßt sich eine Dilatation erkennen, die zelluläre Schwellung ist nur diskret. Elektronenmikroskopische Untersuchungen bestätigen das Vorhandensein regressiver Zellveränderungen (Vakuolisation, Kernpyknose, Schwund des Borstenbesatzes). Die Veränderungen im Interstitium sind diskret und herdförmig.

Auf den ersten Blick liefert die histologische Untersuchung der Niere keine genügende Erklärung für das vollständige funktionelle Versagen. Man dachte ehemals an eine einfache Verlegung der Tubuli durch Hämoglobin- oder Myoglobinzylinder. Dieser Mechanismus kann aber kaum entscheidend sein, da immer wieder Hämoglobinurien ohne Nierenversagen und posttraumatische Anurien ohne Pigmentzylinder gefunden werden. ZOLLINGER nahm eine primäre interstitielle Enzündung an, die durch Kompression der Tubuli und Gefäße für das Auftreten von Anurie und Ischämie verantwortlich wäre. Beruft man sich auf die Beobachtungen der meisten Pathologen, muß man aber zugeben, daß ein interstitielles Oedem nur fakultativ und nicht vor dem 6. Krankheitstag auftritt. Der Ausdruck „Nierenglaukom“ ist ebenfalls unzutreffend. Weder der direkt gemessene intrarenale Druck noch der mittels Nierenvenenkatheterismus bestimmte Druck in den kleinen Nierenvenen sind im Verlauf dieser Form von Anurie erhöht (REUBI).

Schließlich wurde von den meisten Autoren angenommen, daß die Anurie eine unmittelbare Folge einer renalen arteriolären Vasokonstriktion darstelle. Nach dieser Vorstellung führt ein Afferensspasmus zu einer Senkung des hydrostatischen Drucks in den Glomerulumschlingen, so daß die Filtration aufhört. Um diesen Spasmus zu erklären, wurde geltend gemacht, daß die zweite Phase des Kreislaufschocks durch eine allgemeine

Vasokonstriktion charakterisiert ist, wobei die Nierengefäße am schwersten betroffen sind. Es läßt sich unschwer berechnen, daß ein Afferensspasmus, der die Nierendurchblutung auf weniger als ein Drittel der Norm herabsetzen würde, ipso facto die Filtration zum Versiegen bringen könnte. Nun konnte die Richtigkeit dieser Hypothese beim Menschen nie bewiesen werden, da man über keine Methode verfügte, die es erlaubt hätte, bei Anurikern die Nierendurchblutung zu messen. Die nach dem Fickschen Prinzip arbeitende PAH-Methode verlangt ein annähernd konstantes Urinzeitvolumen von etwa 2–5 ml/min. Bei Anurie sind deshalb die Resultate der PAH-Methode nicht verwertbar. Es wurde nach anderen Methoden gesucht. 1952 konnten Galinier u. Mitarb. die Gasdiffusionsmethode von Kety und Schmid in die Nephrologie einführen. Eine verbesserte Methode wurde später von Munck u. Mitarb. bei einigen Fällen von Schockniere angewandt. Trotz der großen Streuung der Resultate ließ sich daraus schließen, daß bei der Schockniere die Nierendurchblutung durchschnittlich auf ca. $^1/_3$ der Norm reduziert ist. Damit war aber die Ischämie-Hypothese nicht unbedingt widerlegt, wenn man einen reinen Afferensspasmus annimmt. Andererseits wurde von einigen Forschern gezeigt, daß die Gasmethoden mit einem erheblichen Fehler behaftet sind.

Im Jahre 1962 ist es uns schließlich gelungen, eine Methode zu entwickeln, die vermutlich zuverlässige Resultate liefert. Sie beruht auf dem Stewart-Hamiltonschen Farbstoffverdünnungsprinzip und verlangt den Katheterismus sowohl der Nierenvene als auch der Nierenarterie (Reubi, Gossweiler und Gürtler). Bis jetzt konnten wir bei 8 Patienten mit akuter Anurie die Nierendurchblutung in den ersten 12 Tagen nach Krankheitsbeginn bestimmen. Bei 6 Patienten wurde die Messung in der polyurischen Phase oder in der Rekonvaleszenz wiederholt. Die Resultate zeigen, daß im Anuriestadium die Nierendurchblutung durchschnittlich 55% der Norm beträgt. Die Passagezeiten des Farbstoffs durch die Niere sind kaum verlängert, die Morphologie der Kurven entspricht der Norm. Der Vergleich mit den Ergebnissen in der polyurischen Phase zeigt, daß zwischen Anurie und Polyurie kein wesentlicher Unterschied in bezug auf den Nierenkreislauf besteht. Somit scheint die Hypothese, wonach die persistierende Anurie der Schockniere auf einem langdauernden Spasmus der Vasa afferentia beruht, nicht mehr haltbar. Auch ein medullärer Kurzschluß – etwa wie von Trueta postuliert – müßte am Ablauf der Verdünnungskurve erkennbar sein und kann deshalb ausgeschlossen werden.

Wir müssen offenbar dem tubulären System wieder mehr Aufmerksamkeit schenken. Regressive tubuläre Veränderungen sind bei der Schockniere zweifellos vorhanden. Es fragt sich: 1. wie es zu diesen tubulären Läsionen kommt, 2. ob diese Läsionen die Anurie erklären können.

ad 1. Zur Genese der Läsionen ist zu sagen, daß sie möglicherweise ischämisch bedingt sind. Wir konnten mit unserer Methode bestätigen, daß der Kollaps zu einer erheblichen Nierenischämie führt. Deshalb wird im Kollaps auch kein Filtrat – und daher kein Urin – gebildet. Steigt der Blutdruck nach kurzer Zeit wieder an, kommt die Diurese sofort wieder in Gang. Dauert die Nierenischämie aber länger, so kommt es wahrscheinlich zu einer tubulären Schädigung, und auch nach Normalisierung des Blutdrucks bleibt der Patient dann anurisch.

ad 2. Die Frage, ob der Patient nur wegen der tubulären Läsion anurisch bleibt, kann z. Z. nicht mit Sicherheit beantwortet werden. Bei den toxischen Nephropathien, z. B. bei der Sublimatniere, steht eine ausgedehnte tubuläre Nekrose im Vordergrund. Man darf deshalb annehmen, daß die Anurie die unmittelbare Folge einer totalen Rückdiffusion des Filtrats durch die nekrotischen Epithelien ist. Bei der Schockniere sind die tubulären Läsionen diskreter, und der Sauerstoffverbrauch der Niere ist im Gegensatz zur Sublimatniere nur wenig herabgesetzt. Eine rein passive Rückdiffusion des Filtrats ist deshalb unwahrscheinlich. Eine aktive Rückresorption des Primärharns wäre aber denkbar.

Eine gewisse Stütze für die Hypothese der totalen Rückresorption liefern die Ergebnisse verschiedener tierexperimenteller Untersuchungen. Im Jahre 1927 konnte RICHARDS beim mit Sublimat vergifteten Frosch mittels Mikropunktion nachweisen, daß die glomeruläre Filtration trotz Anurie nicht vollständig darnieder lag. Kürzlich haben BANK u. Mitarb. ähnliche Mikropunktionsstudien bei der Ratte durchgeführt. Die Tiere wurden 24–48 Std nach einer Sublimatinjektion im anurischen Stadium untersucht. Die Inulinclearance war im Anfangsteil des proximalen Tubulus normal und fiel bis zum distalen Tubulus progressiv bis null ab, was sich nur durch eine totale Rückresorption erklären läßt. Im Gegensatz dazu fanden FLANIGAN u. Mitarb. 6 Std nach der Sublimatinjektion wohl eine Reduktion der Filtration, jedoch keine Zeichen einer abnormen tubulären Durchlässigkeit. Auch bei der Glyzerin-Hämoglobinurie der Ratte fanden OKEN u. Mitarb. 30 min bis 26 Std nach der Glyzerininjektion nur eine starke Reduktion des Glomerulumfiltrats. Der scheinbare Widerspruch zwischen beiden Typen von Untersuchungen zeigt die Wichtigkeit des Zeitfaktors. Im Initialstadium herrscht eine Nierenischämie, in einer späteren Phase eine tubuläre Schädigung. Die Analogie zu den Verhältnissen beim Menschen ist auffallend.

Diese Feststellungen haben gewisse praktische Konsequenzen. Eine initiale Nierenischämie ist wahrscheinlich für die Auslösung tubulärer Veränderungen verantwortlich, welche ihrerseits trotz Wiederherstellung des Nierenkreislaufs die Anurie unterhalten. Die beste Prophylaxe der Schockniere ist somit die Schockbekämpfung. Bei Hypovolämie sind Blut- und Plasmatransfusionen wichtig. Bei Vasomotorenlähmung sind praktisch nur Noradrenalin und Hypertensin wirksam; Aramine und Effortil eignen sich nur bei leichteren Fällen. Wenn nach Behebung des Schocks die Anurie weiterbesteht, sind renale Vasodilatatoren unwirksam. Wir haben bei unseren Fällen alle möglichen gefäßaktiven Substanzen in die Nierenarterie infundiert. Kein einziges Mal kam es zu einer Diurese. Eine Maßnahme, die aber im Frühstadium der Anurie vielleicht wirken kann, ist die Verabreichung von Mannit. Man kann sich vorstellen, daß dieses osmotische Diureticum die pathologische Rückresorption des Filtrats hemmt und somit die Anurie behebt. Nach 1–2 Tagen Anurie ist jedoch auch dieses Verfahren ganz unwirksam. Es kommt nur noch die palliative Therapie in Frage (künstliche Niere, Peritonealdialyse).

Zusammenfassung

Die Schockniere ist wahrscheinlich die Folge einer transitorischen Nierenischämie, welche hauptsächlich auf dem Kreislaufschock beruht. Die Ischämie führt zu tubulären Läsionen. Diese Läsionen bedingen vermutlich eine totale Rückresorption des Glomerulumfiltrats, welche die persistierende Anurie erklärt. In diesem Stadium beträgt die Nierendurchblutung 50–60% der Norm.

Literatur

Bank, N., B. F. Mutz, and H. S. Aynedjian: J. clin. Invest. **46**, 695 (1967).
Flanigan, W. J., and D. E. Oken: J. clin. Invest. **44**, 449 (1965).
Jahnecke, J., A. Bohle u. C. Brun: Klin. Wschr. **41**, 371 (1963).
Munck, O.: Renal circulation in acute renal failure. Oxford: Blackwell (1958).
Oken, D. E., M. L. Arce, and D. R. Wilson: J. clin. Invest. **45**, 724 (1966).
Oliver, J.: Amer. J. Med. **15**, 535 (1953).
Reubi, F.: Nierenkrankheiten. Bern u. Stuttgart: Huber (1960).
—, N. Gossweiler, and R. Gürtler: Proc. Soc. exp. Biol. Med. **111**, 760 (1962); Circulation **33**, 426 (1966).
Richards, A. N.: Tr. Ass. Amer. Physicians **44**, 64 (1929).

Die Belastung der Niere durch extrarenale Faktoren

Von **V. Heinze** und **H. Sarre**

Aus der Medizinischen Poliklinik der Universität Freiburg i. Br.
(Direktor: Prof. Dr. H. Sarre)

Extrarenale Faktoren können die Nieren und ihre Funktion in sehr unterschiedlichem Ausmaß beeinflussen. Wir unterscheiden in Anlehnung an Heintz [1] die *extrarenale Azotämie* mit Erhöhung der harnpflichtigen Substanzen im Blut ohne faßbare funktionelle oder morphologische Nierenläsion, das sogenannte *extrarenale Nierensyndrom*, gekennzeichnet durch extrarenal hervorgerufene Störungen der Nierenfunktion bis zur Urämie bei unveränderter Nierenmorphologie, und schließlich das *extrarenale akute Nierenversagen*, eine tubulo-glomeruläre Niereninsuffizienz durch eine extrarenal ausgelöste organische Nierenschädigung (Abb. 1).

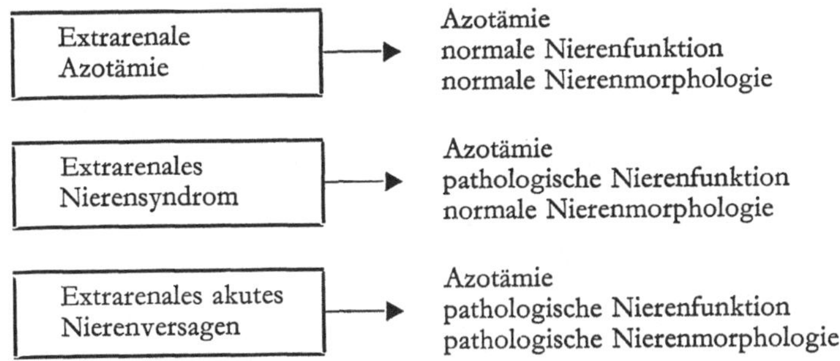

Abb. 1. Übersicht der extrarenalen ausgelösten Belastungen der Nieren und ihrer Funktion

Die Möglichkeit zur Entwicklung einer nicht renal bedingten Azotämie beruht auf folgenden Gegebenheiten der Nierenfunktion: Die Harnstoff-Clearance des Nierengesunden schwankt bei ausreichender Diurese ($>$ 2 ml/min) um 75 ml/min/1,73 m^2 Körperoberfläche, ist also geringer als die Inulin-Clearance. Ein Teil des filtrierten Harnstoffs diffundiert nämlich im Tubulussystem passiv aus dem Primärharn ins Blut zurück, und zwar in Abhängigkeit von der prozentualen Reabsorption des Glomerulusfiltrats. Bei maximaler Wasserdiurese beträgt dieser Anteil 40, bei extremer Antidiurese 70%. Der Nierengesunde scheidet bei guter Diurese höchstens

35 g Stickstoff pro Tag mit dem Harn aus, das entspricht einer umgesetzten Eiweißmenge von etwa 200 g. Diesen renalen Eliminationsmöglichkeiten stehen Eiweißzufuhr und -umsatz gegenüber. Den Harnstoffspiegel des Serums bestimmen also folgende Größen: Der Eiweißmetabolismus, das Glomerulusfiltrat und die Diurese.

Eine hohe Eiweißzufuhr kann daher schon beim Nierengesunden, besonders im Zustand der Antidiurese die Plasmakonzentration des Harnstoffs auf pathologische Werte erhöhen. Eine so bedingte Azotämie ist nicht Ausdruck einer Nierenfunktionsstörung. Abb. 2 zeigt Ihnen als Beispiel das Ergebnis einer oralen Harnstoffbelastung von 4 gesunden Versuchspersonen:

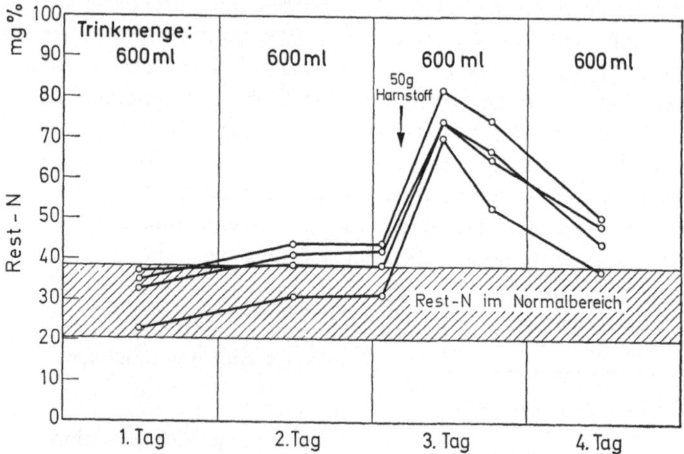

Abb. 2. Anstieg des Rest-N im Serum bei 4 gesunden Versuchspersonen nach oraler Harnstoffgabe im Durstzustand (Sarre)

Nach Einnahme von 50 g Harnstoff im Durstzustand erreicht der Rest-N im Serum bei allen Versuchspersonen trotz normaler Nierenfunktion pathologische Werte, fällt aber nach Flüssigkeitszufuhr sofort wieder ab.

Die klinische Praxis bietet zahlreiche Beispiele einer extrarenalen Azotämie durch erhöhten Eiweißabbau: Postoperativ wurden Eiweißabbauraten von 200–250 g pro Tag festgestellt [2], die bei nachweislich intakter Nierenfunktion zum Rest-N-Anstieg im Serum führten. Bei Exsiccose fand man einen täglichen Eiweißabbau von 70–100 g [1]. Nach Myokardinfarkt wurde ein endogener Stickstoffanfall von 15 g entsprechend 100 g Protein und eine Azotämie trotz normaler Inulin- und PAH-Clearance beobachtet [3, 4]. Gastrointestinale Blutungen von 500 ml sollen den Rest-N des Bluts innerhalb von 8 Std verdoppeln. Auch schwere Infekte und Inanition können durch gesteigerten endogenen Stickstoffanfall zur extrarenalen Azotämie führen.

Bei eingeschränkter Nierenfunktion genügt, wie Abb. 3 zeigt, schon eine relativ geringe alimentäre oder endogene Stickstoffbelastung zur Auslösung einer extrarenalen Azotämie [6]. Häufig erreicht die funktionsgestörte Niere dann über den erhöhten Harnstoffspiegel des Serums im Sinne der „kompensierenden Retention" noch eine zufriedenstellende Ausscheidung der Metaboliten des Eiweißstoffwechsels [7]. Andererseits kann ein relativ zu hohes Eiweißangebot über die Azotämie und eine Anhäufung anderer Eiweißmetaboliten, besonders durch die verstärkte Säurebelastung gastrointestinale urämische Symptome provozieren und damit sekundär oder auch durch direkte Einwirkung auf die Nieren das Krankheitsgeschehen wesentlich verschlimmern. Aufgrund der engen Beziehung zwischen Harnstoffelimination und Diurese genügt mitunter schon ein Durstversuch, um eine bis dahin ordentlich kompensierte chronische Nephropathie in die Niereninsuffizienz abgleiten zu lassen.

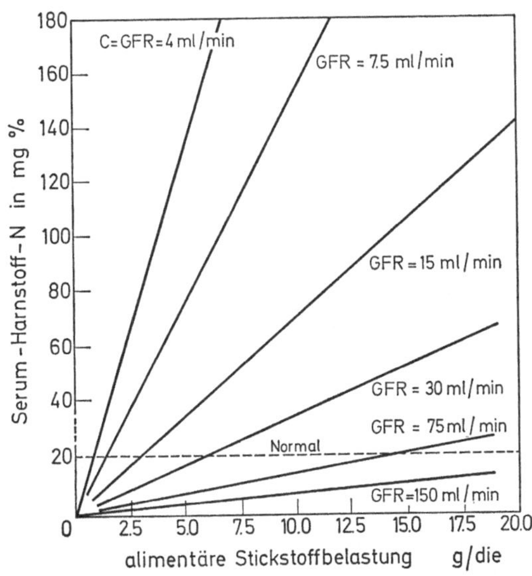

Abb. 3. Beziehung zwischen Serum-Harnstoff-N und alimentärer N-Belastung bei verschiedenem Glomerulumfiltrat (modifiziert nach SELDIN u. Mitarb.)

Das Symptom Azotämie beweist also zwar keinesfalls von vornherein das Vorliegen einer Niereninsuffizienz, verlangt aber in jedem Fall weitere Klärung. Dazu reichen zunächst verhältnismäßig einfache, auch im Routinebetrieb leicht durchführbare Proben wie das tägliche Urinvolumen, der Harnstatus einschließlich Spontankonzentration und die Bestimmung des alimentären Einflüssen kaum ausgesetzten Plasmakreatinins sowie ggf. die Messung der Natrium- und Harnstoff- resp. Stickstoffkonzentration im Urin aus. Bei vorbestehender Nephropathie erfordert das Auftreten einer

Azotämie oder eine plötzliche Verstärkung der Retention harnpflichtiger Substanzen eine genaue Verlaufsbeobachtung, um drohenden urämischen Stoffwechselentgleisungen rechtzeitig begegnen zu können.

Nonnenbruch faßte Ende der dreißiger Jahre unter dem Begriff des „extrarenalen Nierensyndroms" Zustände zusammen, bei denen eine primär extrarenale Erkrankung sekundär aus „uns noch unerklärlichen Stoffwechselveränderungen" zu lediglich funktionellen Nierenstörungen führte [8, 9]. Diese Funktionsstörungen reichten von passagerer Oligurie oder auch Polyurie über eine mehr oder weniger ausgeprägte Hyposthenurie und Azotämie bis zum Vollbild des Urämiesyndroms.

Der Begriff ist umstritten. Man spricht in Analogie z. B. zur sekundären Leberfunktionsstörung von „*sekundären Nierenfunktionsstörungen*" oder vom „*extrarenal ausgelösten Nierensyndrom*". Manche pathologisch-anatomischen Nierenbefunde, die Nonnenbruch noch für unbedeutend hielt, so nephrotoxische Veränderungen oder die interstitielle Nephritis fassen wir heute als morphologisches Substrat eines im entsprechenden Fall extrarenal ausgelösten akuten Nierenversagens auf und rechnen es nicht mehr zum extrarenalen Nierensyndrom. Gerade zwischen diesen beiden Krankheitsbildern bestehen fließende Übergänge. Zudem werden primäre Nephropathien nicht selten durch eine sekundäre Nierenfunktionsstörung kompliziert. Schließlich bemerkt Zollinger, daß er nie eine klinisch und pathologisch-anatomisch nachgewiesene Urämie bei histologisch völlig unveränderten Nieren gesehen habe [10]. Trotzdem ist an Nonnenbruchs Beobachtung, daß ausgeprägte Nierenfunktionsstörungen bei negativem morphologischen Befund vorkommen, nicht zu zweifeln.

In der folgenden Tabelle 1 ist eine Reihe extrarenaler Krankheitsbilder zusammengestellt, die zu sekundären Nierenfunktionsstörungen führen können. Exsiccose, Elektrolytverluste, Störungen des Säure-Basenhaushalts und Kollapszustände, die in den meisten Fällen kombiniert oder in Abhängigkeit voneinander auftreten, sind die klinisch häufigsten und bedeutsamsten pathogenetischen Faktoren eines extrarenal ausgelösten Nierensyndroms. Als Beispiel seien forciertes Erbrechen und anhaltende Durchfälle bei Pylorusstenosen, Schwangerschaftstoxikosen, Enterocolitiden, Ileuszuständen und Addison-Krisen erwähnt, Flüssigkeits- und Mineralverluste durch Magensonden und Gallenfisteln werden häufig unterschätzt. Massive Polyurien führen durch gleichzeitigen Elektrolyt-, vor allem Natrium-, Kalium- und Chloridverlust zur gleichen Gefahr. Dabei kann sich eine iatrogen provozierte Saliurese oder Osmodiurese in gleicher Weise auswirken wie die osmotisch, nämlich durch den Glukosegehalt des Harns erzwungene Polyurie des Diabetikers, besonders im Koma oder die Polyurie beim Diabetes insipidus. Sogar eine psychogene Polydipsie kann über reversible Störungen des Harnkonzentrierungsmechanismus hinaus [11, 12] weitere sekundäre Nierenfunktionsstörungen hervorrufen [13].

Tabelle 1. *Pathogenetische Faktoren der sekundären Nierenfunktionsstörungen*

I. Dehydratation, Elektrolyt- und Säure-Basen-Haushaltsstörungen
Erbrechen, Diarrhoe
Polyurie
Kaliummangel
Hyperkalzämie
II. Kreislaufstörungen
Schocksyndrom
Herzinsuffizienz
III. Endotoxische Störungen
Hepatorenales Syndrom
Hämo- und Myolyse
IV. Nervale Störungen
Zentralnervöse Prozesse
Vegetative Krisen
V. Maligne Tumoren
Lymphogranuloma HODGKIN
Leukosen
Myelom

Durch reaktive ADH- und Aldosteronfreisetzung, also Ausnutzung der physiologischen renalen Kompensationsmechanismen, nämlich gesteigerte Wasser- und Natriumreabsorption gelingt es häufig, die drohende Oligämie und Hypotension zu verhindern und den Natriumbestand zu sichern. Läßt sich aber das „physiologisch-aktive" extrazellulare Flüssigkeitsvolumen auf diese Weise nicht erhalten, so wird die glomeruläre Filtration eingeschränkt [14]. Dieser autoregulative Vorgang der Nieren läuft, wie schon ausgeführt wurde, über den Natriumkonzentrationsgradienten zwischen Serum und distaler Tubulusflüssigkeit und eine lokale Renin-Angiotensinfreisetzung im Bereich der Macula densa. Verminderung dieses Natriumquotienten löst eine lokale Reninsekretion aus, die über das Angiotensin zur Konstriktion des Vas afferens und somit zur Drosselung der glomerulären Filtration führt. Das Filtratvolumen kann damit wieder an die Transportkapazität für Natrium im proximalen Tubulus angepaßt werden [15, 16]. Ob und wieweit an diesen Regulationsvorgängen noch andere Mechanismen beteiligt sind, läßt sich noch nicht übersehen. Mit dem Glomerulusfiltrat wird aber eine wichtige Größe für die Elimination von Metaboliten des Eiweißstoffwechsels vermindert, so daß eine Azotämie und sogar ein Urämiesyndrom resultieren kann.

Die Abb. 4 zeigt Ihnen den Behandlungsverlauf eines nach langdauerndem Erbrechen mit urämischen Zeichen eingewiesenen Patienten, dessen Zustand sogar die Anwendung der Peritonealdialyse zur Beseitigung der extrarenal ausgelösten Verschlechterung der Nierenfunktion erforderte.

Kaliummangel und *Hypercalcämie* können charakteristische sekundäre Nierenfunktionsstörungen verursachen. Anhaltendes Erbrechen, chronische

Diarrhoen, Laxantienabusus, Langzeitbehandlung mit Saluretics und Corticosteroiden, aber auch das CONN-Syndrom, der sekundäre Aldosteronismus und der Morbus CUSHING, schwere Hepatopathien, die metabolische Alkalose und verstärkter Katabolismus seien als Ursache einer Kaliopenie genannt. Im allgemeinen sollen nur ausgeprägte Kaliummangelzustände mit Serumwerten unter 2,5 mval/l zu sekundären Nierenfunktionsstörungen führen [17]. Die Tatsache, daß mit jedem Gramm eingebauten Stickstoffs und Glykogens 3 bzw. 0,36 mval Kalium in die Zellen eingebaut werden, läßt verstehen, daß bei Kaliummangel die Integrität der Zellstrukturen gefährdet ist. Eine Einschränkung der Konzentrationsfähigkeit bis zur Isosthenurie durch verminderte Ansprechbarkeit der Tubuli auf ADH, damit eine Polyurie und Polydipsie und schließlich eine Herabsetzung des Glomerulusfiltrats charakterisieren das kaliopenische Nierensyndrom [18, 19]. Es können sogar histologische Veränderungen an den Tubulusepithelien auftreten. Diese reversible „kaliopenische vakuoläre Nephropathie" [20] führt allerdings schon über die rein funktionellen sekundären Nierenfunktionsstörungen hinaus.

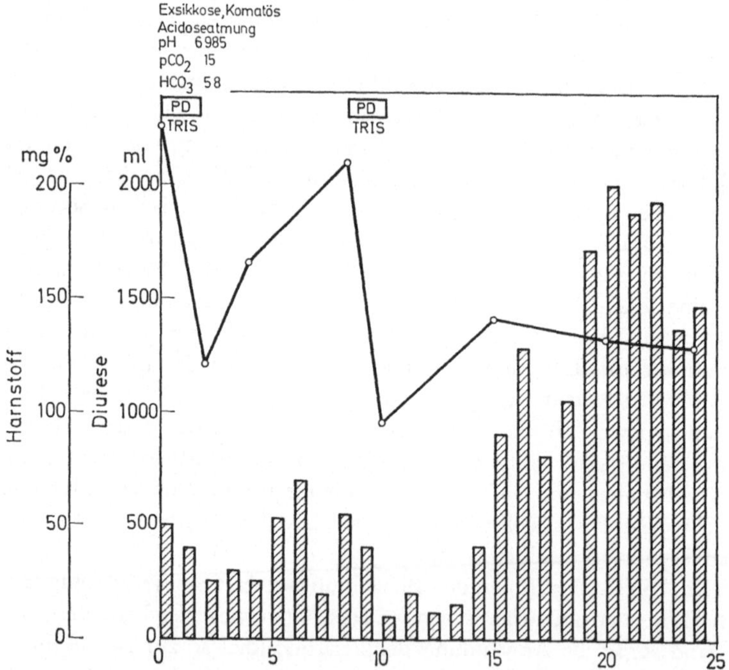

Abb. 4. ♂ H. R., 38 J. Extrarenales Nierensyndrom nach massiven Diarrhoen bei chronischer Glomerulonephritis im Stadium der kompensierten Retention

Mangelnde Ansprechbarkeit der Tubuluszellen auf das Adiuretin mit nachfolgender Polyurie und Polydipsie sowie herabgesetzten Clearancewerten kennzeichnen auch das hypercalcämisch bedingte extrarenale Nierensyndrom [21]. Ursache war früher häufig die Sippy-Kur, also die kontinuierliche Absaugung sauren Magensafts mit stündlichen Milchgaben zur Therapie von Magenulcera [22]. Ähnliche Veränderungen wurden später nach langdauernder übermäßiger Zufuhr von Milch und Alkalien bei Ulcus-Patienten als BURNETT-Syndrom oder Milch-Alkali-Syndrom beschrieben [23]. Besonders bei bereits eingeschränkter Nierenfunktion kann das sogenannte Hypercalciämie-Syndrom zu ähnlichen Erscheinungen führen. Es geht mit zunehmender Muskelschwäche, Müdigkeit, Polyurie, Durst, Gewichtsverlust und Dehydratation einher und kann schließlich im Koma enden. Als Folge eines plötzlich stark erhöhten Knochenabbaus tritt es bei einem Blutcalciumspiegel von über 14 mg% auf. Die Erscheinungen des hypercalcämisch bedingten extrarenalen Nierensyndroms können vorhanden sein, bevor der pathologisch-anatomische Befund der sogenannte Kalknephrose der Tubuli durch Ausfällung des Calciums als Phosphatsalz bei hypochlorämischer Alkalose nachweisbar wird.

Sekundäre Nierenfunktionsstörungen bei Herzinsuffizienz sind seit langem bekannt. Man findet eine Oligurie mit hohem spezifischen Gewicht, hoher Harnstoff-, jedoch niedriger Natrium- und Chloridkonzentration des Harns sowie eine mäßige Azotämie. Inulin- und PAH-Clearance können bis auf ein Drittel bzw. ein Fünftel herabgesetzt sein [24]. Man nimmt eine gestörte Regulation der Aldosteron- und ADH-Freisetzung als Ursache der sekundären Nierenfunktionsstörung an [25, 26, 27].

Die Tatsache, daß schwere Leber- und Gallenwegserkrankungen häufig mit Nierenfunktionsstörungen einhergehen, ist schon seit Ende des vergangenen Jahrhunderts bekannt [28]. Das sogenannte *hepatorenale Syndrom* tritt z. B. bei akuter Leberdystrophie, Hepatitis, bei Lebercirrhosen und toxischer Leberschädigung auf [28]. Es wurde bei Stauungszuständen, Leberkarzinom, einer Lymphogranulomatose der Leber wie auch Lebertraumen gefunden [29]. Bei Cholangiopathien, besonders nach Gallenwegsoperationen beobachtet man nicht selten sekundäre Nierenfunktionsstörungen [20]. Krankheiten mit gemeinsamer Schädigung von Leber und Niere durch ein und dieselbe Noxe wie z. B. die Tetrachlorkohlenstoffvergiftung, die Eklampsie und die WEIL'sche Leptospirose müssen vom hepatorenalen Syndrom getrennt werden.

Oligurie, Hyposthenurie, zuweilen Azotämie, die in seltenen Fällen infolge herabgesetzter Harnstoffproduktion der geschädigten Leber überwiegend zu Lasten des Residualstickstoffs geht [31], und schließlich sogar urämische Symptome können das Vorliegen des Syndroms anzeigen. Folgende pathogenetische Faktoren werden diskutiert: eine toxische tubuläre Schädigung durch kleinmolekulare Zellsubstanzen [32]; zusätzlich hormonale Störungen der Diurese durch ungenügende hepatale Inaktivierung des Adiuretins [33]; in vielen Fällen dürften Wasser- und Elektrolythaushaltstörungen, ein Schocksyndrom und nach Eingriffen an den Gallenwegen das Operationstrauma eine pathogenetisch bedeutsame Rolle spielen.

Die Pathogenese sekundärer Nierenfunktionsstörungen bei zentralnervösen Reizzuständen ist ungeklärt. Man findet z. B. nach Subarachnoidalblutungen, Contusio cerebri, Encephalitis, Leptomeningitis passagere Rest-N-Anstiege bis 120 mg% meist bei erhaltener Konzentrationsfähigkeit der Nieren [1, 31]. Unklar ist auch der Entstehungsmechanismus der sogenannten Urina spastica, also der nach vegetativen Krisen, z. B. Migräne, Commotio cerebri, Stenokardien und Koliken, plötzlich auftretenden Harnflut von 1–2 l eines stark verdünnten Urins. Unbekannt ist ferner die Ursache sekundärer Nierenfunktionsstörungen bei Leukosen [34] und beim Plasmozytom [35].

Eine plötzlich auftretende Oligo-Anurie und rasch fortschreitende Urämie als Folge einer akuten Nierenparenchymschädigung kennzeichnen das *akute Nierenversagen* (ANV). Den grundlegenden Untersuchungen LUCKÉs verdanken wir die Kenntnis, daß dieses in seiner Symptomatologie einheitliche klinische Syndrom durch eine ganze Reihe sehr verschiedener Faktoren hervorgerufen werden kann [36]. Derselbe Autor zeigte, daß dieses schwere Krankheitsgeschehen, dessen Letalität vor Einführung der Dialysemethoden über 80% betrug, grundsätzlich reversibel ist. Gelingt es, die Schädigungsphase, das oligoanurische Stadium und die polyurische Reparationsphase zu überbrücken, so ist nach einer Rekonvaleszenzzeit von einem halben bis einem Jahr die morphologische und funktionelle restitutio

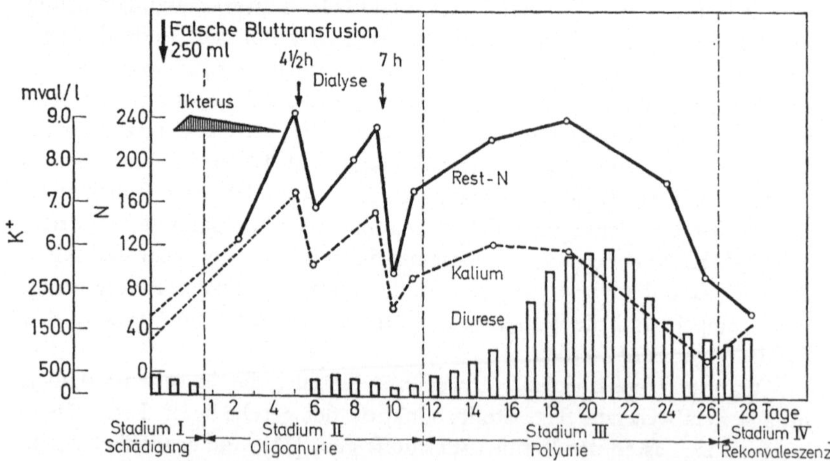

Abb. 5. Die 4 Phasen des akuten Nierenversagens. ♂ K. M. 19 J. Akutes Nierenversagen durch Transfusionszwischenfall und Kollaps nach Appendektomie (SARRE [47])

ad integrum der Nieren zu erwarten. Die Abb. 5 zeigt Ihnen die vier klassischen Verlaufsphasen des ANV.

Die folgende Tabelle 2 gibt ohne Anspruch auf Vollständigkeit eine Reihe ätiologischer Faktoren wieder, die zum ANV führen können. Zu ergänzen ist, daß die Ursache des Syndroms in 20–30% der Fälle ungeklärt bleibt. Die Tabelle weist eine Reihe von Krankheitsbildern auf, die bereits als mögliche Causa einer sekundären Nierenfunktionsstörung beschrieben wurden. Intensität und Wirkungsdauer der Noxe, der gleichzeitige Einfluß mehrerer potentiell zur Nierenschädigung führender Faktoren, der Zustand und das Alter des Patienten sowie der Zeitpunkt und die Art der ersten therapeutischen Maßnahmen mögen im Einzelfall bestimmen, ob es nur bei einer funktionellen Nierenläsion bleibt oder zur Tubulusnekrose kommt.

Tabelle 2. *Prärenale und renale Ursachen des akuten Nierenversagens*

Prärenale Ursachen	**Renale Ursachen**
Blutdruckabfall, Hypovolämie *(Schock, Ischämie)* Traumatischer Schock, Operationsschock, großer Blutverlust	Exogene Intoxikationen (Nephrotoxine, Schock, Hämolyse) Quecksilber, Wismut, Cadmium, Arsen, Uran, Blei, Phosphor, Chlorate (Natrium-, Kaliumchlorat), Chromate (Kaliumchromat, -dichromat), Kaliumoxalat (Kleesalz), Borsäure, Methanol (Methylalkohol), Ameisensäure, Tetrachlorkohlenstoff, Chloroform, Glykol, Glykolderivate, Phenole, Anilin, Hydantoin, Hydantoinderivate, Cantharidin, Pilzvergiftungen
Hämolyse, Myolyse (*Toxischer* Eiweißzerfall, Schock) Weichteilzertrümmerung (CRUSH-Syndrom), Starkstromunfall, Verbrennung, CO-Vergiftung Fehltransfusion, Seifenabort, Seifenvergiftung, Schwarzwasserfieber	
Natrium- und Chlorverlust, Dehydratation (Elektrolythaushaltstörung, Wasserverlust, Schock) Unstillbares Erbrechen, profuse Durchfälle, Verbrennung, Operation, Nebennierenrindeninsuffizienz, Coma diabeticum, Diuretika	Allergisch-toxische Reaktionen Sulfonamide, Antibiotika Phenylbutazon, Schwermetallsalze (Gold, Wismut u. a.), Röntgenkontrastmittel Infektiös-toxische Reaktionen Septischer Abort *(Clostridium perfringens Welchii)*, Sepsis
Endogene Intoxikationen Peritonitis, Ileus, Magen-Darm-Perforation, Schwangerschaftstoxikose, Hepato-renales Syndrom	Primäre Nierenerkrankungen Akute diffuse Glomerulonephritis, WEILsche Krankheit, hämorrhag. Fieber (epidemisches Fieber), Pyelonephritis

Die Schädigung trifft die Nephren in willkürlicher Verteilung und Intensität. Bei zirkulatorisch bedingter Nierenschädigung vom Typ der „Schockniere“, zu der die meisten extrarenal ausgelösten Fälle von ANV zählen, kann jeder Nephronabschnitt vom proximalen Konvolut bis zu den Sammelröhren befallen sein, wie die Abb. 6 andeutet. Histologisch herrscht die Tubulorhexis, eine umschriebene Zerstörung des Harnkanälchens einschließlich Basalmembran vor. Nach toxischer Nierenschädigung, z. B. durch Sublimat oder Tetrachlorkohlenstoff überwiegt die Tubulonekrose ohne Zerstörung der Basalmembranen. Dabei werden die Nephren in Abhängigkeit von der Art des Nephrotoxins jeweils an identischer Stelle getroffen, wie es der obere Teil der Abbildung zeigt [37]. Die Wiederherstellung der Nierenfunktion hängt von der Reparation der geschädigten Nephrone ab [37]. Der Ersatz von Zellnekrosen setzt intakte Basalmembranen voraus. Vergiftungen mit überwiegender Tubulonekrose heilen daher leichter als ischämische Nierenschädigungen, bei denen die disruptiven Läsionen vorherrschen.

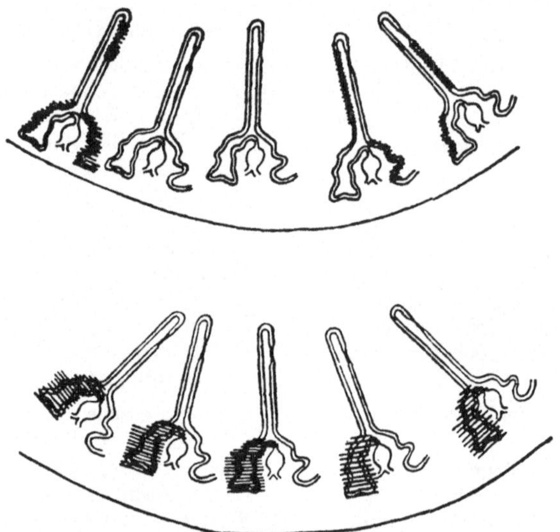

Abb. 6. Schematische Darstellung der Tubulusläsionen nach Oliver:

1. (oben) bei Vergiftungen jedes Nephron an gleicher Stelle befallen, aber für jede Vergiftung besondere Lokalisation
2. (unten) bei ischämischer Nierenschädigung (Schockniere) lokale Läsion von Nephron zu Nephron verschieden

Die Abb. 7 gibt Ihnen einen Überblick über Zahl und Ätiologie der Patienten mit ANV, die von 1954 bis 1967 an unserer Klinik dialysiert wurden. Patienten, die wegen einer akuten Urämie bei obstruktiver Nephropathie mit Dialysemethoden behandelt werden mußten, sind hier nicht berücksichtigt. Bei 62 von insgesamt 119 Patienten lag dem ANV als führende Noxe ein extrarenales Geschehen zugrunde. 50% dieser Gruppe entfiel auf das postoperative ANV. Die zweite Säule entspricht den Patienten, deren Nierenversagen überwiegend durch renale Faktoren verursacht wurde. Bei über 50% dieses Kollektivs begleiteten extrarenale Störungen wie Dehydratation, Mineralverluste, Störungen des Säurebasenhaushalts und Kreislaufkomplikationen den primär renalen Prozeß. Extrarenale Faktoren bestimmten also in 78% unserer Patienten das Krankheitsgeschehen als Haupt- oder Teilursache.

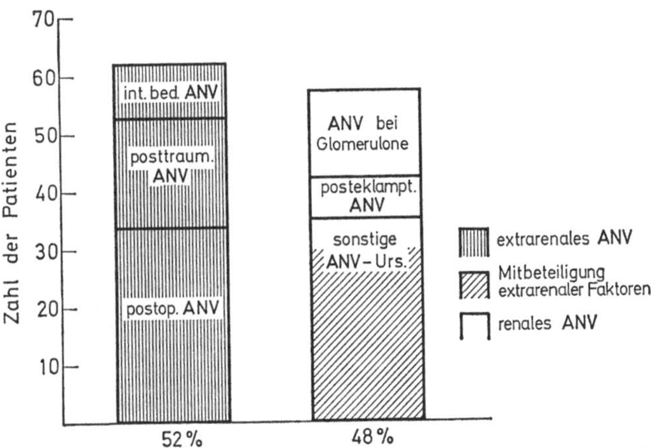

Abb. 7. Ursachen des akuten Nierenversagens bei 119 dialysierten Patienten

Die Patienten mit extrarenal ausgelöstem ANV verteilen sich in folgender Weise auf die einzelnen Fachdisziplinen: Chirurgische Krankheitsbilder lagen bei 65% vor, urologische Eingriffe gingen bei 16% voran, gynäkologisch-geburtshilfliche Komplikationen waren in 8% der Fälle Ursache des ANV. Den restlichen Fällen lagen Schockzustände unterschiedlicher Ätiologie, schwere metastasierende Allgemeininfektionen, Gallenwegserkrankungen und in wenigen Fällen eine Pankreatitis zugrunde. Fälle von akutem Nierenversagen nach Myokardinfarkt oder anhaltenden Tachykardieanfällen mit nachfolgendem langdauernden Schockzustand sind in der Literatur nur selten erwähnt, kommen aber vor [38, 39]. Die Differentialdiagnose der bereits erwähnten extrarenalen Azotämie bei Myokardinfarkt sollte diese Möglichkeit berücksichtigen.

Das postoperative ANV entwickelte sich bei 16 unserer Patienten nach Bauchoperationen, 10mal nach urologischen Eingriffen, 5mal nach gynäkologischen, 2mal nach intrathorakalen Operationen und 1mal nach einer Meningeomoperation. Daß auch kleinere chirurgische Eingriffe wie z. B. Appendektomien und Herniotomien Anlaß zu einem ANV sein können, zeigt Ihnen die Abb. 8 mit dem Behandlungsverlauf eines Patienten, der nach einer in Lokalanaesthesie durchgeführten Operation einer Scrotalhernie mit nachfolgender Blutung ins Hodenfach ein akutes Nierenversagen bekam. Angefügt sei die Beobachtung, daß nach Operationen unter kontrollierter Blutdrucksenkung mit Ganglienblockern selten Nierenfunktionsstörungen bzw. ein akutes Nierenversagen beobachtet wurden [40]. Die meisten unserer Fälle mit posttraumatischem ANV entwickelten sich nach Verkehrsunfällen, nur 2mal war ein Berufsunfall die Ursache. Die Abb. 9 zeigt Ihnen den Krankheitsverlauf eines Patienten mit schwerem Crush-Syndrom nach einer Verschüttung beim Brunnenbau.

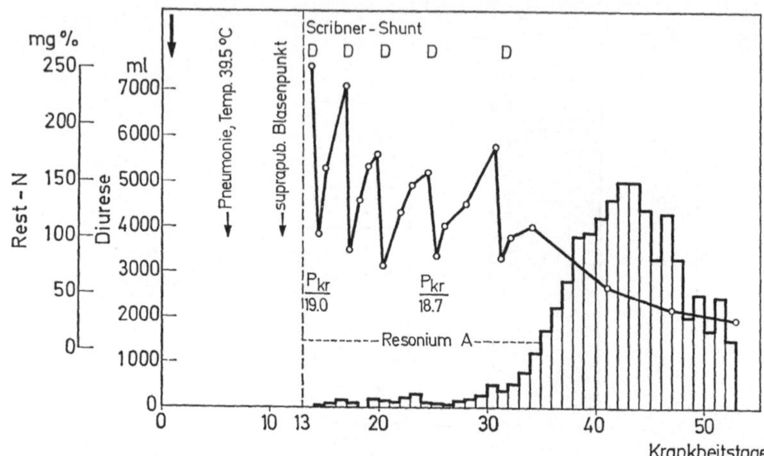

Abb. 8. ♂ P. V., 43 J. Akutes Nierenversagen nach eingeklemmter Scrotalhernie und Nachblutung

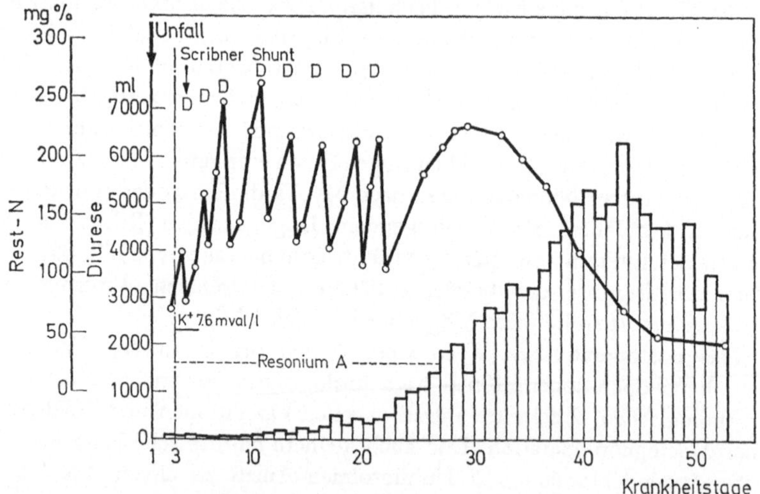

Abb. 9. ♂ R. K., 39 J. Akutes Nierenversagen nach Verschüttung beim Brunnenbau: ausgedehnte Quetschungen, Hämatome, multiple Frakturen, traumatische Ischiasläsionen bds., Schocksyndrom

Patienten mit schweren Verletzungen sind in besonderem Maße durch die Entwicklung eines ANV gefährdet. TESCHAN weist aufgrund seiner Erfahrungen im Korea-Feldzug daraufhin, daß die Gefahr der Entstehung eines ANV mit der Schwere der Verwundung zunimmt [41]. Zudem ist das posttraumatische ANV auch heute noch mit einer hohen Letalitätsziffer belastet. Meist handelt es sich um ausgedehnte Verletzungen. Die

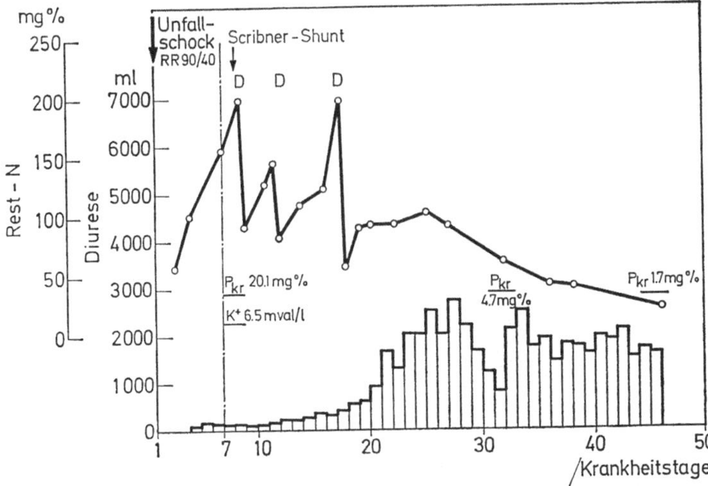

Abb. 10. ♂ E. A., 49 J. Akutes Nierenversagen nach Leuchtgasvergiftung, ausgedehnte Druckschädigung mit Hämatom der Glutäalmuskulatur, Schocksyndrom

Kombination verschiedener Faktoren spielt eine verhängsnisvolle Rolle: Dem traumatischen Schocksyndrom folgen metabolische Störungen, besonders die Acidose, die wiederum über toxische Faktoren die Vasomotorik beeinträchtigt. Freigesetzte proteolytische Fermente können Störungen des Gerinnungssystems provozieren und eine Hämolyse hervorrufen. Myo- und Hämolyse führen zu dem charakteristischen Bild der Chromoproteinniere, wie es u. a. auch nach Transfusionszwischenfällen und Kohlenmonoxydvergiftungen (Abb. 10) beobachtet wird. Welche Stoffe für die Nierenschädigung verantwortlich sind und wie sie das Organ antreffen, ist noch ungeklärt. Wahrscheinlich addieren sich zirkulatorische und direkt nephrotoxische Einflüsse. Der starke Gewebszerfall, der durch die meist hinzutretende Infektion noch gesteigert wird, führt zudem zu einer erheblichen Produktionsazotämie. Urämische gastrointestinale Erscheinungen folgen und lösen weitere Störungen des Wasser- und Mineralhaushalts aus. Alle diese Faktoren führen zu einem oft außerordentlich rasanten Krankheitsbild, einem sogenannte hyperkatabolen ANV mit Rest-N-Anstiegen von weit über 30 mg% pro Tag, wie es auch im Falle unseres Patienten zu beobachten war.

Den verschiedenen Formen des extrarenal verursachten ANV scheint als entscheidender pathogenetischer Faktor eine Zirkulationsstörung, oft in Form eines manifesten Schocksyndroms gemeinsam zu sein. Van Slyke hat sie daher unter dem Begriff der „Schockniere“ zusammengefaßt [42], deren Pathogenese bereits eingehend erörtert wurde. Frühzeitige und ausreichende Schockbehandlung zusammen mit Maßnahmen, welche die intrarenalen pathophysiologischen Abläufe bei der Entstehung der Schockniere beeinflussen, wie die Osmotherapie mit Mannitol [43, 44] oder in vielen Fällen die Anwendung von Furosemid [45], könnte manches akute Nierenversagen verhindern, wie u. a. erstaunliche Erfolge bei der Therapie der Verbrennungskrankheit zeigen [45].

Dem Kliniker steht bis heute kein Indiz zur Verfügung, das ihm im Einzelfall mit Sicherheit sagen könnte, es entsteht ein ANV oder nicht. Das gilt auch für das Symptom Blutdruckabfall. Die Häufigkeit der Entstehung eines ANV konnte nach den Befunden Teschans weder dem Ausmaß noch der Dauer der beobachteten Blutdrucksenkungen korreliert werden [41]. Man muß daher an die Möglichkeit der Entstehung eines ANV denken und gefährdete Patienten dementsprechend überwachen. Die hierzu erforderlichen schon erwähnten Parameter-Volumen, spezifisches Gewicht bzw. Osmolarität, Natrium- und Harnstoffkonzentration des Urins, harnpflichtige Substanzen und Elektrolyte des Serums, Mannitol-Test dürften heutzutage überall meßbar sein.

Abschließend sei noch auf die Möglichkeit extrarenal bedingter Störungen in der polyurischen oder reparativen Phase des ANV hingewiesen. Diese echte Zwangspolyurie kann den Patienten durch Exsikkose, Natriumverlust und Kaliummangel erheblich gefährden. Merrill gib an, 25% seiner Patienten, die im Verlauf eines ANV starben, in der polyurischen Phase verloren zu haben [46].

Das eingangs gezeigte Schema – extrarenale Azotämie, extrarenales Nierensyndrom, extrarenales akutes Nierenversagen – wird der Vielfalt extrarenaler Einflüsse auf die Nieren und ihre Funktionen sicher nicht gerecht. Es sollte die Hauptwege andeuten, über die extrarenale Faktoren auf die Niere wirken. Die folgenschwerste Form der extrarenalen Belastung ist das akute Nierenversagen. Seine Letalität schwankt um 40%. Die Hoffnung, sie durch dialysetechnische Verbesserungen weiter senken zu können, haben sich bisher nicht erfüllt. Das kann zu einem Teil dadurch erklärt werden, daß die Grundkrankheiten, die zum Nierenversagen führten, schwerer sind. Ein entscheidender Fehler liegt aber immer noch darin, daß das Krankheitsbilde zu häufig übersehen, zu spät erkannt und damit auch erst in einer deletären Situation behandelt werden kann.

Literatur

1. HEINTZ, R.: Extrarenale Azotämie und extrarenales Nierensyndrom. Ergebn. inn. Med. Kinderheilk. **6**, 334 (1955).
2. MOORE, F. D., and M. R. BALL: The metabolic response to surgery. Sprinfield: Thomas 1952.
3. TIETZE, K., u. F. H. SCHULTZ, zit. nach H. SARRE: Das extrarenale Nierensyndrom 1961.
4. HAUSS, W. H., u. H. LOSSE, zit. nach H. SARRE: Das extrarenale Nierensyndrom 1961.
5. CLAUSEN, J.: Hyperazotemia in cases of acute ventricle hemorrhage. Acta med. scand. Suppl. **78**, 908 (1936).
6. SELDIN, D. W., N. CARTER, and F. RECTOR: Consequences of renal failure in: Diseases of the kidney. M. Strauss, L. Welt 1963.
7. SARRE, H., J. GAYER u. K. ROTHER: Das Wesen der „kompensierten Retention" bei chronischen Nierenkrankheiten. DMW **82**, 1093 (1957).
8. NONNENBRUCH, W.: Das hepatorenale Syndrom. Verh. dtsch. Ges. inn. Med. **51**, 341 (1939).
9. — Über das extrarenale Nierensyndrom. MMW **89**, 146 (1942).
10. ZOLLINGER, H.: Niere und ableitende Harnwege. Springer 1966.
11. KLEEMAN, C. R., and M. MAXWELL: Functional hyposthenuria: a reversible tubular defect probably secondary to chronic Polydipsia. Clin. Res. Proc. **5**, 43 (1957).
12. KRAMER, K., K. THURAU u. D. DEETJEN: Hämodynamik des Nierenmarks. Pflügers Arch. ges. Phys. **270**, 251 (1960).
13. MERTZ, D. P. u. H. SARRE: Psychogene Polydipsie oder Diabetes insipidus renalis? MMW **105**, 1929 (1963).
14. —, — Die Nierenhämodynamik als natriumbewahrendes Prinzip. Zschr. ges. exp. Med. **136**, 11 (1962).
15. THURAU, K. u. J. SCHNEERMANN: Die Natriumkonzentration an den Macula densa-Zellen als regulierender Faktor für das Glomerulumfiltrat (Mikropunktionsversuche). Klin. Wschr. **43**, 410 (1965).
16. EIGLER, F. W.: Regulierung von Glomerulumfiltrat und arteriellem Blutdruck durch den Natriumgradienten an den Macula densa-Zellen. Klin. Wschr. **45**, 23 (1967).
17. REUBI, F.: Nierenkrankheiten. Bern: Huber 1960.
18. SCHWARTZ, W. B.: Potassium and the kidney. New England J. Med. **253**, 601 (1955).
19. MUDGE, G. H.: The kidney and potassium. Bull. N. Y. Acad. Med. **34**, 152 (1958).
20. SCHWARTZ, W. B., and A. S. RELMAN: Metabolic and renal studies in chronic potassium depletion resulting from overuse of laxatives. J. clin. Invest. **32**, 258 (1953).
21. EPSTEIN, F. H.: Calcium and the kidney. J. chron. dis. **11**, 255 (1960).
22. SIPPY, B. W. in: A handbook of practical treatment, Vol. 3. Philadelphia: Muser and Kelly 1912.
23. BURNETT, C. H., R. R. COMMONS, F. ALBRIGHT, and J. E. HOWARD: Hypercalcemia without hypercalcuria or hyperphosphatemia, calcinosis and renal insufficiency: a syndrom following prolonged intake of milk and alkali. New England J. Med. **240**, 787 (1949).
24. MERRILL, J. A.: Edema and decreased renal blood flow in patients with chronic congestive heart evidence of "forward failure" as the primary cause of edemia. J. clin. Invest. **25**, 389 (1946).

25. Gross, F.: Nebennierenrinde und Wassersalzstoffwechsel unter besonderer Berücksichtigung von Aldosteron. Klin. Wschr. **34**, 929 (1956).
26. Wolff, H. P., K. R. Koczorek, E. Buchborn u. M. Köhler: Über die Aldosteronaktivität und Natriumretention bei Herzkranken und ihre pathophysiologische Bedeutung. Klin. Wschr. **34**, 1105 (1956).
27. Buchborn, E.: Effektiver osmotischer Plasmadruck und Adiuretin-Produktion bei chronischer Niereninsuffizienz. Klin. Wschr. **35**, 717 (1957).
28. Richardière, M.: Sur un cas d'ictère grave a forme rénale Sem. Méd. (Paris). **254**, 401 (1890).
29. Staemmler, M.: Lehrbuch der speziellen pathologischen Anatomie. Berlin: de Gruyter 1957.
30. Clairmont, C. N. u. R. v. Haberer: Hepatorenales Syndrom. Grenzgeb. Med. u. Chir. **22**, 159 (1921).
31. Nonnenbruch, W.: Die doppelseitigen Nierenkrankheiten. Stuttgart: Enke 1949.
32. Heintz, R. u. D. Renner: Über Hemmwirkungen des Serums von Kranken mit hepatorenalem Syndrom und mit chronischer Urämie auf Sauerstoffverbrauch und Kohlehydratstoffwechsel von Nieren- und Hirngewebe der Ratte. Klin. Wschr. **21**, 1167 (1965).
33. Heintz, R.: Zur Pathogenese und Klinik der extrarenalen Azotämie, des extrarenalen Nierensyndroms und der Niereninsuffizienz bei akuter Nephrose. Medizinische Nr. 16/17 (1956).
34. Heuchel, G.: Renale Symptome und Funktionsstörungen bei blastomatösen Erkrankungen. Verh. dtsch. Ges. inn. Med. **65**, 293 (1959).
35. Brass, K.: Die Eiweißstoffwechselstörung des Plasmocytomkranken. Frankfurt, Z. Path. **58**, 56 (1943).
36. Lucké, B.: Lower nephron nephrosis: renal lesion of crush syndromem burns, transfusions and other conditions affecting lower segments of nephrons. Milit. Surg. **99**, 371 (1946).
37. Oliver, J., M. MacDowell, and A. Tracy: The pathogenesis of acute renal failure associated with traumatic and toxic injury. Renal ischemia, nephrotoxic damage and the ischemuric episode. J. clin. Invest. **30**, 1307 (1951).
38. Spang, K.: Kardiale Ursachen des akuten Nierenversagens in: Aktuelle Probleme der klinischen Nephrologie. Stuttgart: Thieme 1967.
39. Alwall, N.: Therapeutic and diagnostic problems in severe renal failure. Lund 1963.
40. Wetzels, E.: Einzelfunktionen der Niere beim akuten Nierenversagen. Köln-Opladen: Westdeutscher Verlag 1964.
41. Teschan, P. E., and A. D. Mason: Mechanism of renal lesions induced by shock: hemodynamic data. Proc. 1. Int. Congr. Nephrol. Genève/Evian. Basel: Karger 1961.
42. van Slyke, D. D.: The effects of shock on the kidney. Ann. Int. Med. **28**, 701 (1948).
43. Barry, K. S., and J. P. Malloy: Oligurie renal failure. Evaluation and therapy by intravenous infusion of mannitol. J. Amer. Med. Ass. **179**, 510 (1962).
44. Jutzler, G. A., M. Fark u. A. Willeit: Fortschritte in der Prophylaxe und Therapie des akuten Nierenversagens. Urologe **4**, 9 (1965).
45. Weber, G.: Zur Prophylaxe der akuten Anurie nach schweren Verbrennungen. In: Symposion über aktuelle Fragen der klinischen Nephrologie. Stuttgart: Thieme 1967.
46. Merrill, J. P.: The treatment of renal failure. New York: Grune and Stratton 1955.
47. Sarre, H.: Nierenkrankheiten, 3. Auflage. Stuttgart: Georg Thieme 1967.

Klinische und tierexperimentelle Untersuchungen zur Nierenfunktion unter Angiotensin und Mannit

Von **K. Bihler, J. Jahnecke** und **J. Sökeland**

Aus dem Institut für Anaesthesie (Direktor: Prof. Dr. K. Hutschenreuter), II. Medizinische Klinik und Poliklinik (Direktor: Prof. Dr. H. P. Wolff) und Urologische Klinik (Direktor: Prof. Dr. C. E. Alken) der Universitätskliniken des Saarlandes, Homburg (Saar)

Sympathicomimetica werden in der Klinik zur vasopressorischen Therapie des Schocks, der trotz ausreichender Volumensubstitution nicht beherrscht werden kann, wegen ihrer bekannten, depressiven Wirkung auf die Nierenfunktion [3, 4, 6, 9, 11, 12] nur mit allergrößter Zurückhaltung angewandt. So führt auch das von Schwyzer u. Mitarb. [13] und Page u. Mitarb. [5] gleichzeitig und unabhängig voneinander synthetisierte Angiotensin II bei Normotonikern außer einer peripheren Blutdrucksteigerung zu einer vasokonstriktorisch verursachten Durchblutungsminderung in der Niere [9] mit Abnahme der Nierenplasmadurchströmung, der glomerulären Filtrationsrate, der Urinausscheidung und Elektrolytexkretion [3, 4, 11, 14].

Im hämorrhagischen Schock allerdings kann es beim Hund, dessen renale Hämodynamik in Normotonie durch Angiotensin II genauso ungünstig beeinflußt wird, wie die des Menschen, zu einer Verbesserung der schockbedingten Nierenfunktionseinschränkung nach Angiotensin II-Gabe kommen [8]. Nach zusätzlicher Mannitol-Verabreichung tritt ein weiterer Anstieg der glomerulären Filtrationsrate und Diurese auf [8].

In dieser Arbeit haben wir an nierengesunden Hunden zu klären versucht, welchen Einfluß Mannitol, das offenbar in der Lage ist, den intrarenalen Gefäßwiderstand herabzusetzen [7, 10, 14] bei gleichzeitiger Applikation von Angiotensin II auf die Nierenfunktion ausübt.

Versuchsanordnung

Zur Bearbeitung dieser Fragestellung gelangten 9 Bastardhunde vorwiegend männlichen Geschlechts mit einem Körpergewicht zwischen 13 und 32 kg zur Verwendung. Zu Beginn der Versuche, die in Halothan-Lachgas-Sauerstoff-Intubationsnarkose abliefen, wurde den Tieren zur Erzeugung einer ausreichenden Diurese 500 ml Ringerlösung infundiert. Gleichzeitig begann die intravenöse Verabreichung von Inulin und PAH 20%ig in Ringerlösung [2].

Nach einstündiger Infusionsdauer wurden drei aufeinanderfolgende Clearance-Perioden mit einer Zeitdauer von jeweils 20 min durchgeführt, wobei die erste Periode als Kontrollwert zu den nachfolgenden diente. Über die gesamte zweite Periode hinweg wurde den Tieren 0,4 γ/kg/Kg/min Angiotensin II im Dauertropf intravenös zugeführt. Eine elektrische Infusionsspritze gewährleistete eine exakte Zufuhr obengenannter Angiotensin II-Dosis in der Zeiteinheit. Mit Einsetzen der Angiotensin II-Infusion erhielten die Hunde 10 ml/kg/Kg 10%iges Mannitol intravenös appliziert, wobei die Infusionsdauer zwischen 5 und 10 min lag. Eine dritte Clearance-Periode folgte nach Absetzen von Angiotensin II. Die Registrierung und Aufzeichnung des arteriellen Blutdrucks erfolgte mit einem Schwarz-Multiscriptor über einen in die Arteria femoralis eingelegten Kunststoffkatheter. Uringewinnung in üblicher Weise mittels eines Harnröhren-Blasenkatheters durch Druck auf die Regio suprapubica und Nachspritzen von Luft in die Blase. Simultan prüften wir in den drei Clearance-Perioden den arteriellen Blutdruck, die PAH-Clearance, die Inulin-Clearance, die Urinausscheidung sowie die renale Natrium- und Kaliumexkretion.

Untersuchungsergebnisse

Bei gleichzeitiger intravenöser Verabreichung von 0,4 γ/kg/Kg/min Angiotensin II und 10 ml/kg/Kg 10%igem Mannitol stieg der Blutdruck von systolisch 113±18,5 mmHg auf 194±30,4 mmHg und diastolisch von 67±15,5 mmHg auf 106±16,2 mmHg. Unter der Angiotensin II-Infusion blieben diese Werte nahezu konstant.

Die *PAH-Clearance* (Abb. 1) blieb unter Angiotensin II-Mannitol bei 6 Tieren unverändert oder stieg sogar an. Bei 3 Hunden kam es zu einer verhältnismäßig geringen Abnahme. Im Durchschnitt erhöhte sie sich jedoch von 212±131 ml/min in der Kontrollperiode auf 279±216 ml/min unter Angiotensin II-Mannitol und blieb mit 273±208 ml/min in der Nachperiode nahezu unverändert. Die *glomeruläre Filtrationsrate*, mittels der Inulin-Clearance bestimmt (Abb. 2), blieb außer der Abnahme bei 1 Hund unter Angiotensin II-Mannitol nahezu gleich oder nahm sogar zu. Im Mittel stieg sie von 51±20 ml/min in der Kontrollperiode auf 71±12 ml/min unter Angiotensin II-Mannitol und weiter auf 77±13 ml/min in der Nachperiode an.

Die *Urinausscheidung* erhöhte sich von 0,48±0,22 ml/min in der Kontrollperiode auf 6,32±2,06 ml/min unter Angiotensin II-Mannitol und weiter auf 8,41±2,48 ml/min in der Nachperiode.

Die *Natriumausscheidung* nahm von 0,122±0,018 mval/min in der Kontrollperiode auf 0,429±0,258 mval/min in der zweiten und auf 0,863 ±0,247 mval/min in der dritten Periode erheblich zu.

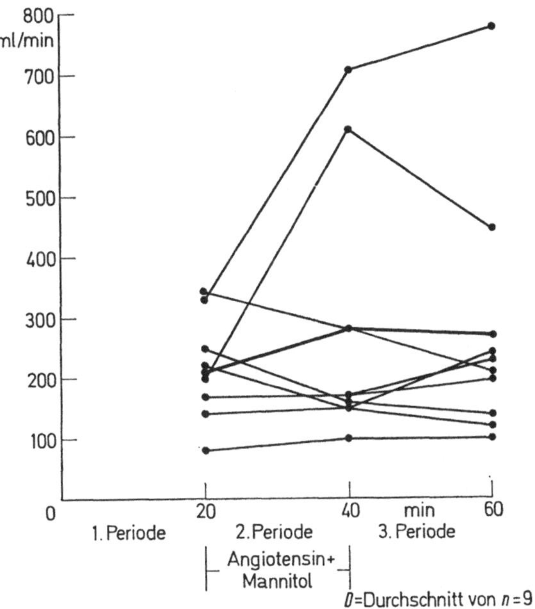

Abb. 1. PAH-Clearance vor, unter und nach der Infusion von Angiotensin II und Mannitol 10 % beim Hund

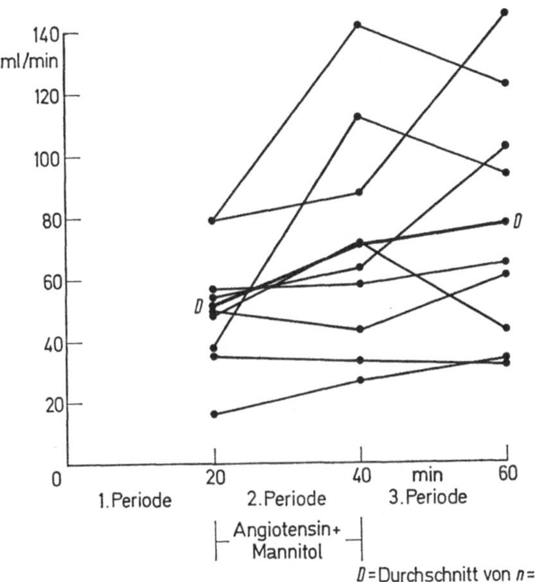

Abb. 2. Inulin-Clearance vor, unter und nach der Infusion von Angiotensin II und Mannitol 10 % beim Hund

Die *Kalium-Exkretion* erfuhr ebenfalls eine starke Steigerung. Von 0,082±0,047 mval/min in der ersten, erhöhte sie sich auf 0,124±0,059 mval/min in der zweiten und weiter auf 0,190±0,120 mval/min in der dritten Periode.

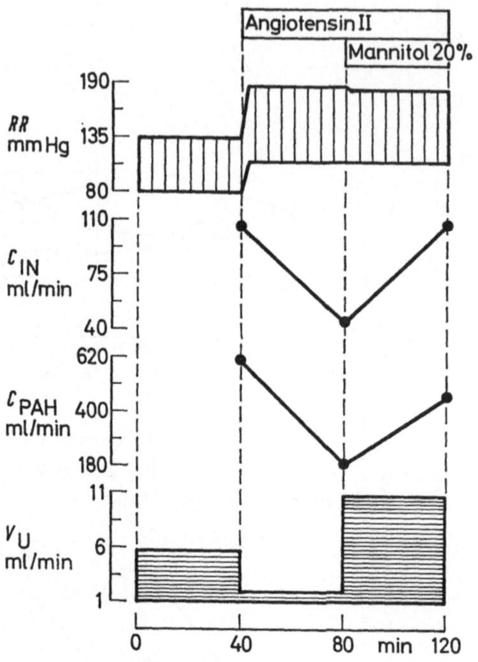

Abb. 3. Blutdruck, Inulin- und PAH-Clearance sowie Urinausscheidung vor und unter Angiotensin II-Infusion und unter Angiotensin II-Mannitol 20%-Infusion (Durchschnittswerte von 4 Versuchspersonen)

Bei orientierenden Voruntersuchungen an vier Versuchspersonen (Abb. 3) führte die alleinige Angiotensin II-Verabreichung erwartungsgemäß neben einem Anstieg des systolischen und diastolischen Blutdrucks zu einer Abnahme der PAH-Clearance auf 29% und der Inulin-Clearance auf 43% vom Kontrollwert. Die Urinausscheidung war um mehr als das Dreifache verringert. Nach Zugabe von 20%igem Mannitol im Dauertropf unter weiterer fortlaufender Angiotensin II-Verabreichung kommt es zu einer völligen Kompensation der angiotensinbedingten Abnahme der glomerulären Filtrationsrate. Die PAH-Clearance wird partiell verbessert und erreicht 75% des Ausgangswertes. Die Urinausscheidung nimmt erheblich zu.

Diskussion

Nach unseren tierexperimentellen Untersuchungsergebnissen lassen sich durch Mannitol die durch Angiotensin II auf die Nierenfunktion hervorgerufenen unerwünschten Nebenwirkungen teilweise oder ganz verhindern.

Auch an einigen Versuchspersonen konnten wir diese günstige Mannitolwirkung feststellen. Eine angiotensinbedingte Abnahme der Nierenpartialfunktionen ließ sich nach Zufuhr von Mannitol weitgehend kompensieren.

Wir halten deshalb die intravenöse Verabreichung von Angiotensin II bei akuten hypotonen Kreislaufsituationen, die trotz Volumensubstitution nicht beherrscht werden können für angezeigt, wenn gleichzeitig Mannitol infundiert wird. Sollte eine vasopressorische Therapie bei alleiniger Angiotensin II-Gabe bereits zu einer Beeinträchtigung der renalen Hämodynamik geführt haben, steht uns in Mannitol ein Mittel zur Verfügung, diese unerwünschten Nebenwirkungen weitgehend zu beseitigen.

Literatur

1. Berman, L., and K. Önen: Mannitol and renal blood flow. Clin. Res. **13**, 77 (1965).
2. Bettge, S., u. H. Krekel: Vergleichende Untersuchungen der Inulin-, sowie der exogenen und endogenen Kreatinin-Clearance zur Bestimmung des Glomerulus-Filtrates beim Hund. Ärztl. Forsch. **18**, 568 (1964).
3. Bock, K. D., H. Dengler, H.-J. Krecke u. G. Reichel: Untersuchungen über die Wirkung von synthetischem Hypertensin II auf Elektrolythaushalt, Nierenfunktion und Kreislauf beim Menschen. Klin. Wschr. **36**, 808 (1958).
4. — u. H.-J. Krecke: Die Wirkung von synthetischem Hypertensin II auf die PAH- und Inulin-Clearance, die renale Hämodynamik und die Diurese beim Menschen. Klin. Wschr. **36**, 69 (1958).
5. Bumpus, F. M., H. Schwarz, and I. H. Page: Synthesis and pharmacology of the octapeptide angiotonin. Science **125**, 886 (1957).
6. Dengler, H. J., H.-J. Krecke u. G. Busch: Die Wirkung einer kombinierten Infusion von L-Noradrenalin und Angiotensin II auf die renale Wasser- und Elektrolytausscheidung (Beitrag zum Wirkungsmechanismus des Angiotensin bei Hypertension). Klin. Wschr. **43**, 300 (1965).
7. Goldberg, A. H., and L. S. Lilienfield: Effects of hypertonic mannitol on renal vascular resistance (30259). Proc. Soc. exp. Biol. Med. **119**, 635 (1965).
8. Heidland, A., K. Klütsch u. H. H. Schneeberg: Nierenhämodynamik unter Hypertensininfusion. In: Genese und Therapie des hämorrhagischen Schocks. Internationales Symposion in Heidelberg am 14. und 15. Mai 1965. Stuttgart: Georg Thieme Verlag 1966.
9. Hirsch, H.: Nierendurchblutung nach Verabreichung vasopressorischer Substanzen. In: Genese und Therapie des hämorrhagischen Schocks. Internationales Symposion in Heidelberg am 14. und 15. Mai 1965. Stuttgart: Georg Thieme Verlag 1966.

10. Jahnecke, J., J. Sökeland, A.-W. Schmidt u. F. Krück: Stop-flow-Untersuchungen über die Wirkung von Angiotensin auf die Natriumausscheidung des Menschen. In: Aktuelle Probleme der Nephrologie. IV. Symposion der Gesellschaft für Nephrologie. Berlin-Heidelberg-New York: Springer 1966.

11. McQueen, E. G., and R. B. I. Morrison: The effects of synthetic angiotensin and noradrenalin on blood pressure and renal function. Brit. Heart J. **23**, 1 (1961).

12. Renner, E., H. H. Edel u. H. J. Gurland: Vergleichende Untersuchungen über die Wirkung von Äthyladrianol und Nor-Adrenalin auf die Nierenhämodynamik des Gesunden. Med. Klin. **60**, 546 (1965).

13. Rittel, W., B. Iselin, H. Kappeler, B. Riniker u. R. Schwyzer: Synthese von Hypertensin-II-Peptiden. Angew. Chemie **69**, 179 (1957).

14. Schneeberg, H. H.: Zur medikamentösen Beeinflußbarkeit der renalen Hämodynamik, Wasser- und Elektrolytausscheidung. Inaug.-Dissertation, Würzburg 1965, Med. Univ.-Klin. Würzburg (Dir.: Prof. Dr. med E. Wollheim).

Über den Einfluß von Mannit auf die Nierenfunktion unter Halothan-Narkose

Von **K. Hutschenreuter, K. Bihler** und **G. Gundlach**

Aus dem Institut für Anaesthesie (Direktor: Prof. Dr. K. Hutschenreuter) und Laboratorium (Leiter: PD Dr. G. Gundlach) der Urologischen Klinik (Direktor: Prof. Dr. C. E. Alken) der Universitätskliniken des Saarlandes, Homburg (Saar)

Allgemeinbetäubungen mit Barbituraten, Äther, Cyclopropan, Halothan, Methoxyflurane sowie die Neuroleptanalgesie führen zu Herabsetzung des Nierenplasmastroms, der glomerulären Filtrationsrate, zu Einschränkung der Urinausscheidung sowie Veränderungen der renalen Elektrolytexkretion [1, 2, 5–9, 11, 14–16] (Abb. 1). Ursächlich werden für diesen ungünstigen Narkoseeffekt auf die Nierenfunktion vor allem intrarenale Gefäßspasmen, besonders im Bereich der afferenten Arteriolen, verantwortlich gemacht, woraus eine Erhöhung des intrarenalen Gefäßwiderstandes resultiert [18].

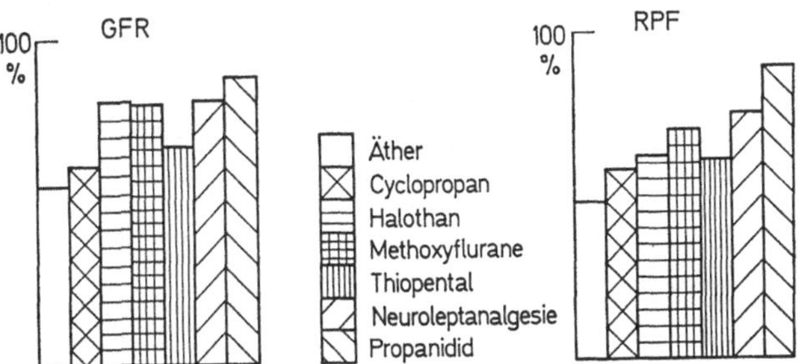

Abb. 1. Vergleich verschiedener Anaesthesiemittel bezüglich ihrer Wirkung auf die Nierenfunktion (GFR = glomeruläre Filtrationsrate, RPF = Nierenplasmadurchströmung)

Der *Einfluß von Halothan auf die Nierenfunktion* wurde erstmals 1960 von Blackmore u. Mitarb. [6] an Hunden untersucht. Sie fanden in direkter Abhängigkeit zur verabreichten Halothankonzentration eine signifikante Herabsetzung der PAH- und Inulin-Clearance. Urinausscheidung sowie renale Natrium- und Chlorexkretion waren vermindert, Kaliumausscheidung erhöht. Klinische Untersuchungen bestätigten die im Tierexperiment gewonnenen Ergebnisse, wenn auch die unter verschiedenen Versuchsbedingungen erzielten Resultate quantitativ voneinander abwichen [8, 14–16].

Da *Mannitol* nicht nur ein Osmotherapeutikum darstellt, sondern nach eigenen Beobachtungen und denen anderer Autoren [10, 12, 13, 17] zu einer Herabsetzung des intrarenalen Gefäßwiderstandes und Nierenfunktionsverbesserung führen kann, haben wir die Frage zu klären versucht, ob und inwieweit durch intravenöse Verabfolgung von 10%igem Mannitol einer durch Halothan verursachten Minderung der Nierenleistung entgegengewirkt werden kann.

Versuchsanordnung

Zu diesem Zweck haben wir 10 Bastard-Hunde in Halothan-Lachgas-Sauerstoff-Endotrachealnarkose untersucht (Abb. 2) und während der gesamten Versuchsdauer bei Spontanatmung eine konstante Konzentration von 1,5 Vol% Halothan verabfolgt. Auf Prämedikation und andere Narkosemittel wurde zur Einhaltung einwandfreier Versuchsbedingungen absichtlich verzichtet. Eine Stunde vor Beginn der Clearance-Untersuchungen

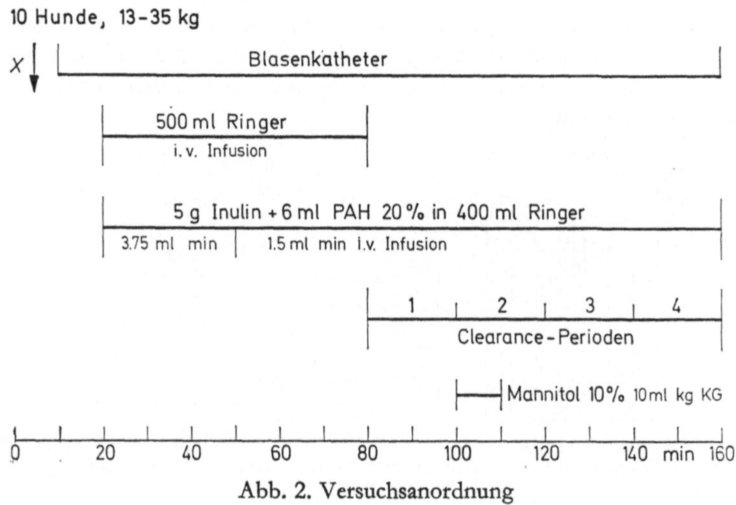

Abb. 2. Versuchsanordnung

wurde den Tieren eine Infusion mit 500 ml Ringerlösung angelegt, um eine ausreichende Diurese zu erzeugen. Über eine zweite Kanüle infundierten wir die nach den Angaben von Bettge u. Mitarb. zusammengestellte Lösung mit 5 g Inulin und 6 ml PAH 20%. Von dieser Lösung wurden in den ersten 20–30 min 3,75 ml/min, anschließend 1,5 ml/min mit einer elektrischen Infusionsspritze kontinuierlich infundiert. Fortlaufende Messung und Registrierung des arteriellen Blutdruckes erfolgte über einen Katheter in der A. femoralis.

Die Clearance-Untersuchungen wurden in 4 Perioden mit einer Zeitdauer von je 20 min durchgeführt. Die erste, zur Kontrolle dienende Periode, begann nach reichlich einstündiger Narkose. Mit Beginn der zweiten Periode haben wir in einer Zeit von 5–10 min 10 ml/kg/Kg 10%iges Mannitol infundiert. Harnentnahme erfolgte mittels eines Blasenkatheters durch Druck auf die Regio suprapubica und Nachspritzen von Luft in die Blase. Simultan prüften wir in 20-min-Perioden PAH- und Inulin-Clearance, endogene Kreatinin-Clearance (Abb. 3), Urinausscheidung, Serumkreatininwerte, Serumkonzentrationen von Natrium und Kalium sowie deren Urinexkretion.

$$C = \frac{U \cdot V}{P}$$

C = ml Plasma/min
U = Urinkonzentration in mg−%
P = Plasmakonzentration in mg−%
U = Urinmenge in ml/min

Abb. 3. Formel für Clearanceberechnungen

Untersuchungsergebnisse

Der mittels der *PAH-Clearance* bestimmte effektive Nierenplasmastrom (Abb. 4) ergab einen Kontrollwert von 205±82 ml/min. In der zweiten Periode unter Mannitol erreichte er mit 351±208 ml/min eine Steigerung

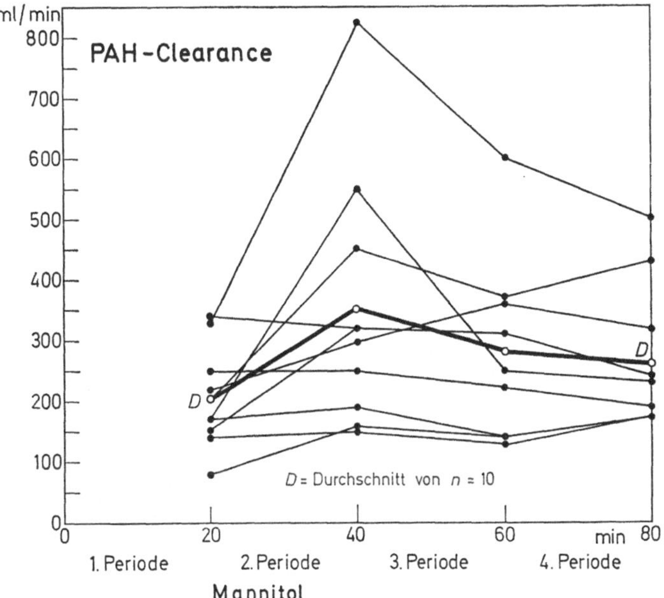

Abb. 4. Verhalten der PAH-Clearance vor, unter und nach der Infusion von Mannitol 10% beim Hund in Halothannarkose

um 71% gegenüber dem Ausgangswert. In der dritten Periode fiel er auf 281±141 ml/min und im letzten Abschnitt auf 262±129 ml/min ab. In den drei von Mannitol beeinflußten Perioden erfolgte demnach eine Anhebung der PAH-Clearance um durchschnittlich 45% im Vergleich zum Kontrollwert.

Die *Inulin-Clearance* (Abb. 5) wies in der ersten Periode einen Wert von 48±20 ml/min auf. Mit 72±35 ml/min in der zweiten und 72±34 ml/min in der dritten blieb die Zuwachsrate in diesen beiden Phasen nahezu konstant. In der vierten Periode erfolgte nochmaliger Anstieg auf 82±25 ml/min. Daraus ergibt sich unter Mannitoleinfluß eine Verbesserung der Inulin-Clearance um 57% im Vergleich zum Ausgangswert.

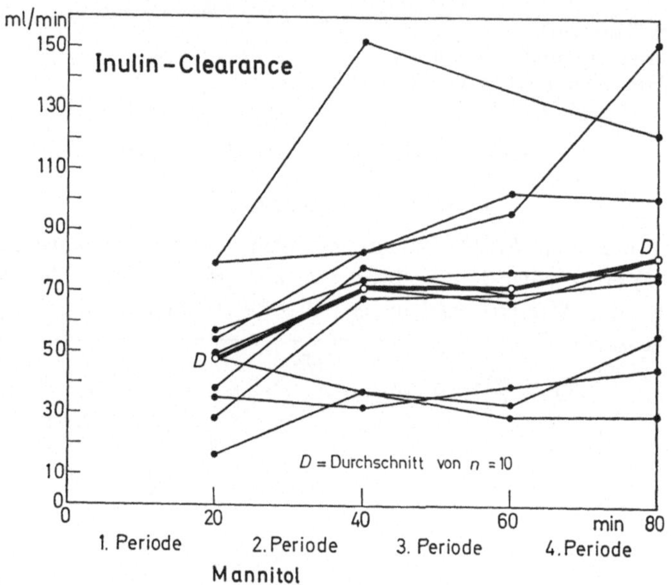

Abb. 5. Verhalten der Inulin-Clearance vor, unter und nach der Infusion von Mannitol 10% beim Hund in Halothannarkose

Die *endogene Kreatinin-Clearance* (Abb. 6) stieg von 58±33 ml/min in der Kontrollperiode auf 67±26 ml/min in der zweiten und weiter auf 73±32 ml/min in der dritten Periode, um dann in der vierten wieder auf 67±14 ml/min abzufallen.

Unter Mannitoleinfluß erfuhr die endogene Kreatinin-Clearance in einem einstündigen Zeitraum eine Anhebung um 19% im Vergleich zum Ausgangswert in der ersten Phase.

Während der Kontrollperiode lag die *Urinausscheidung* zwischen 0,22 und 0,85 ml/min bei einem Durchschnitt von 0,45±0,22 ml/min. Einige Minuten nach Beginn der Mannitolinfusion nahm die Diurese erheblich zu. Unter

Infusion dieses Osmodiuretikum und in den darauffolgenden Perioden lag die Minutendiurese zwischen 1,6 und 7,45 ml bei einem Durchschnitt von 4,17±2,47 ml/min.

Die *Serum-Kreatininwerte* betrugen in den 4 Zeitabschnitten zwischen 0,7 und 1,2 mg%. Sie blieben mit 0,99±0,14 mg% bei der ersten, 0,97 ±0,13 mg% bei der zweiten, 0,99±0,13 mg% bei der dritten und 0,96 ±0,18 mg% bei der vierten Bestimmung nahezu unverändert.

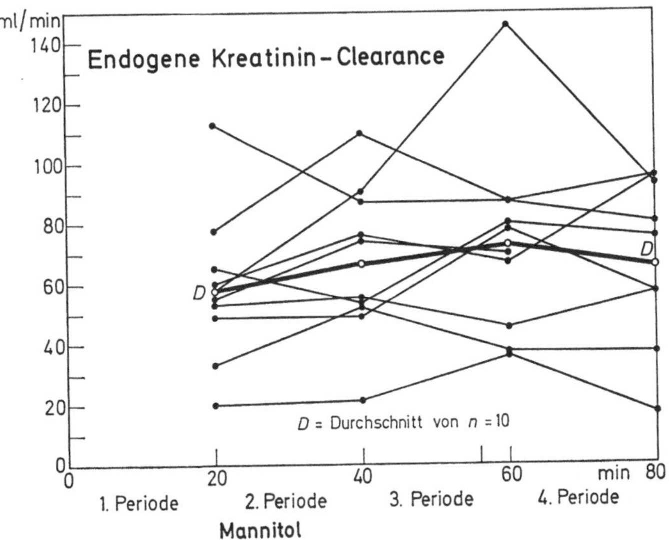

Abb. 6. Endogene Kreatinin-Clearance vor, unter und nach der Infusion von Mannitol 10% beim Hund in Halothannarkose

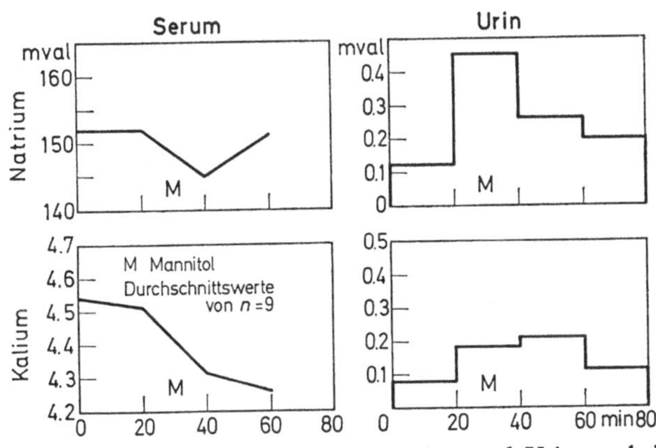

Abb. 7. Natrium- und Kalium-Serumkonzentration und Urinausscheidung/min vor, unter und nach der Infusion von Mannitol 10% beim Hund in Halothannarkose

Zu Beginn der ersten und zweiten Periode blieb die *Natrium-Serumkonzentration* mit 152±5,1 mval und 152± 3,8 mval gleich, fiel nach Mannitol-Infusion auf 145±3,0 mval ab und erreichte bei der letzten Bestimmung mit 151±9,8 mval fast wieder den Ausgangswert (Abb. 7). Auch die *Serum-Kaliumkonzentration* war bei den ersten beiden Bestimmungen mit 4,54 ±0,51 mval und 4,51±0,69 mval nahezu unverändert, ging aber auf 4,32 ±0,61 mval bei der dritten und 4,26±0,42 mval bei der letzten Bestimmung zurück.

Die *Natriumexkretion* stieg von 0,125±0,169 mval/min in der ersten auf 0,455±0,533 mval/min in der zweiten Periode an und fiel dann wieder auf 0,263±0,185 mval/min in der dritten Periode, um schließlich mit 0,198 ±0,196 mval/min in der vierten gegenüber dem Ausgangswert immer noch erhöht zu sein.

Auch die *Kaliumausssscheidung* wurde unter Mannitol gesteigert, nämlich von 0,081±0,044 mval/min in der ersten auf 0,186±0,133 mval/min in der zweiten und 0,210±0,188 mval/min in der dritten Periode. In der letzten Periode war die Kaliumausscheidung mit 0,115±0,066 mval/min im Vergleich zum Kontrollwert immer noch erhöht.

Zusammenfassung und Diskussion

Unter intravenöser Mannitolzufuhr und einem darauffolgenden Zeitraum von insgesamt 60 min, der in drei Clearance-Perioden aufgeteilt wurde, stieg die Inulin-Clearance im Mittel um 57%, die PAH-Clearance um 45% gegenüber dem Kontrollwert. Die Serumkonzentrationen von Natrium und Kalium fielen unter Mannitoleinfluß ab, die Urinexkretion beider Elektrolyte nahm zu. Die Urinausscheidung wurde um ein Vielfaches gesteigert. Keine Veränderungen wiesen die Serum-Kreatininwerte auf.

Unsere tierexperimentellen Untersuchungen zeigen, daß Mannitol offenbar in der Lage ist, die durch Halothan-Narkosen verursachte Depression der Nierenfunktion zu mildern oder gar völlig zu kompensieren.

Auch unter Wahrung der erforderlichen Zurückhaltung bei der Übertragung tierexperimenteller Untersuchungsergebnisse auf den Menschen halten wir aufgrund unserer Clearance-Bestimmungen die intraoperative Infusion von Mannitol während Halothannarkosen besonders bei Patienten mit eingeschränkter Nierenfunktion für durchaus sinnvoll.

Literatur

1. Auberger, H.: Neuroleptanalgesie und Nierenfunktion. Vortrag Anaesthesie-Tagung, Zürich 1965.
2. — u. J. Heinrich: Methoxyflurane und Nierenfunktion. Anaesthesist **14**, 202 (1965).

3. BERMAN, L., and K. ÖNEN: Mannitol and renal blood flow. Clin. Res. **13**, 77 (1965).
4. BETTGE, S., u. H. KREKEL: Vergleichende Untersuchungen der Inulin-, sowie der exogenen und endogenen Kreatinin-Clearance zur Bestimmung des Glomerulus-Filtrates beim Hund. Ärztl. Forsch. **18**, 568 (1964).
5. BIHLER, K.: Erfahrungen mit der Neuroleptanalgesie bei urologischen Eingriffen. Urologe **6**, 160 (1967).
6. BLACKMORE, W. P., K. W. ERWIN, O. F. WIEGAND, and R. LIPSEY: Renal and cardiovascular effects of halothane. Anesthesiology **21**, 489 (1960).
7. CSASZAR, J., E. WÖLFER u. K. MIHALECZ: Unsere Erfahrungen mit der Neurolept-II-Analgesie unter besonderer Berücksichtigung der Nierenfunktionsveränderungen. Anaesthesist **16**, 107 (1967).
8. DEUTSCH, S. M., GOLDBERG, G. W. STEPHEN, and WEN-HSIEN WU: Effects of halothane anesthesia on renal function in normal man. Anesthesiology **27**, 793 (1966).
9. DEUTSCH, S., E. C. PIERCE, and L. D. VANDAM: Cyclopropan effects on renal function in normal man. Anesthesiology **28**, 547 (1967).
10. GOLDBERG, A. H., and L. S. LILIENFIELD: Effects of hypertonic mannitol on renal vascular resistance (30259). Proc. Soc. exp. Biol. Med. **119**, 635 (1965).
11. HABIF, D. V., E. M. PAPPER, H. F. FITZPATRICK, P. LOWRANCE, C. McC. SMYTHE, and S. E. BRADLEY: Renal and hepatic blood flow, glomerular filtration rate, and urinary output of electrolytes during cyclopropane, ether and thiopental anesthesia, operation and immediate postoperative period. Surgery **30**, 241 (1951).
12. HEIDLAND, A., K. KLÜTSCH u. H. H. SCHNEEBERG: Nierenhämodynamik unter Hypertensininfusion. In: Genese und Therapie des hämorrhagischen Schocks. Internationales Symposion in Heidelberg am 14. und 15. Mai 1965. Stuttgart: Georg Thieme Verlag 1966.
13. JAHNECKE, J., J. SÖKELAND, A.-W. SCHMIDT u. F. KRÜCK: Stop-flow Untersuchungen über die Wirkung von Angiotensin auf Natriumausscheidung des Menschen. In: Aktuelle Probleme der Nephrologie. IV. Symposion der Gesellschaft für Nephrologie. Berlin-Heidelberg-New York: Springer 1966.
14. MAZZE, I. R., F. D. SCHWARTZ, H. C. SLOCUM, and K. G. BARRY: Renal Function during anesthesia and surgery. 1. The effects of halothane anesthesia. Anesthesiology **24**, 279 (1963).
15. MILLER, J. R., V. K. STOELTING, and R. K. RHAMY: A comparison of the effects on renal tubular function of halothan-oxygen and halothane-nitrous oxide-oxygen anesthesia. Anesth. and Analg. **45**, 41 (1966).
16. —, N. TOWNLEY, V. K. STOELTING, and R. K. RHAMY: Effect of halothane anesthesia on renal tubular function in man. Anesth. and Analg. **44**, 236 (1965).
17. SCHNEEBERG, H. H.: Zur medikamentösen Beeinflußbarkeit der renalen Hämodynamik, Wasser- und Elektrolytausscheidung. Inaug.-Dissertation, Würzburg 1965, Med. Univ.-Klin. Würzburg.
18. ZATELLE, R., et. U. MAGGI: Le resistenze renali in anestesia generale Minerva anest. **31**, 1 (1965).

Die Diurese während arterieller Niederdruckphasen bei Herz- und Gefäßoperationen mit Hilfe extrakorporaler Zirkulation und ihre Beeinflussung durch Mannit

Von **R. Dudziak, K.-G. Pulver, K. Zinganell, W. Bircks, E. Ferbers und E. Wetzels**

Aus der Abteilung für Anaesthesiologie (Direktor: Prof. Dr. M. Zindler), der Chirurgischen Klinik (Direktor: Prof. Dr. Dr. h. c. E. Derra) und der I. Medizinischen Klinik (Direktor: Prof. Dr. F. Grosse-Brockhoff) der Universität Düsseldorf

Aus der Literatur sowie aufgrund eigener Beobachtungen an der Chirurgischen Universitätsklinik Düsseldorf läßt sich feststellen, daß nach Operationen am Herzen oder an den großen Gefäßen ein akutes Nierenversagen eine nicht seltene und sehr gefürchtete Komplikation ist [3, 5, 7, 12, 14, 17, 20, 21].

	Operationen ohne extrakorporale Zirkulation		Operationen mit extrakorporaler Zirkulation	
	Zahl	davon a. N.V.	Zahl	davon a. N. V.
Doberneck et al. 1962	–	–	1000	30 (= 3,0%)
Cameron and Trounce 1964	–	–	410	15 (= 3,7%)
Yeh et al. 1964	–	–	180	17 (= 9,5%)
Norman et al. 1964	–	–	360	10 (= 2,8%)
Kulatilake and Shackman 1965	817	7 (= 0,9%)	731	18 (= 2,5%)
Porter et al. 1967	–	–	332	6 (= 1,8%)
Chirurg. Univ.-Klinik Düsseldorf	1455	11 (= 0,8%)	545	11 (= 2,0%)
	2272	18 (= 0,8%)	3558	107 (= 3,0%)

Abb. 1. Häufigkeit des akuten Nierenversagens (a.N.V.) nach Operationen am Herzen oder an den großen Gefäßen ohne und mit Einsatz extrakorporaler Zirkulation

Die Übersichtstabelle (Abb. 1) zeigt, daß dieses Nierenversagen nach Operationen ohne extrakorporale Zirkulation in durchschnittlich 0,8%, nach Operationen mit extrakorporaler Zirkulation in durchschnittlich 3% der Fälle, also fast viermal so häufig, auftritt. Es liegt nahe, die höhere Frequenz dieser Komplikation nach Eingriffen mit extrakorporaler Zirkulation hauptsächlich auf die hypotensive Phase während des totalen Bypass zurückzuführen, durch die, fast wie unter experimentellen Bedingungen, der Zustand der „Niere im Schock" hervorgerufen wird [7, 13, 18].

Während des totalen Bypass fällt der arterielle Mitteldruck erheblich unter die Norm ab, im Mittel auf 50–60 mmHg, initial sogar bis auf 30–40 mmHg [1]. Auf die Ursachen dieses Blutdruckabfalles kann hier nicht näher eingegangen werden.

Es ist nun von großem sowohl theoretischem als auch praktischem Interesse, einen Einblick in die Nierenfunktion während dieser Niederdruckphase – im totalen Bypass – zu bekommen.

Bei allen Operationen wurde als Herz-Lungen-Maschine ein Mayo-Gibbon-Pumpoxygenator benutzt [9, 11]; die Körpertemperatur der Patienten war während des Bypass auf 26–28° C erniedrigt; die Perfusionsvolumina lagen unter Berücksichtigung der Hypothermie zwischen 2,0 und 2,4 l/min/m^2 Körperoberfläche; die Maschinenfüllung bestand zu 80% aus Blut, zu 20% aus Rheomakrodex. Die Narkose wurde in Form einer Kombinationsnarkose mit Evipan, Lachgas und Halothan bzw. als Neuroleptanalgesie mit Fentanyl und Dehydrobenzperidol unter Vollrelaxierung mit Curare nach einer Prämedikation mit Luminal, Atosil und Dolantin bzw. Thalamonal durchgeführt.

Klinisch fällt die verminderte Urinausscheidung in der Niederdruckphase – während des totalen Bypass – auf. Abb. 2 zeigt die Urinausscheidung während des Operationsverlaufs, und zwar die Mittelwerte bei 38 Patienten, die wegen verschiedener Herzfehler, hauptsächlich Fallot'scher Tetralogien, operiert wurden. Es erhielten 19 Patienten (weiße Säulen) während der Operation keine Mannitinfusion und 19 Patienten (punktierte Säulen) etwa 30 min vor Bypassbeginn eine 20%ige Mannitinfusion 2 ml/kg Kg. Mit *A* sind bezeichnet die Ausgangswerte 24 Std vor der Operation, mit *B* die Werte zwischen Operationsbeginn und Bypassbeginn, mit *C* die Werte während des Bypass, mit *D* die Werte zwischen Bypassende und Operationsende.

Die Ausgangswerte der Urinausscheidung sind in beiden Gruppen mit 0,8 bzw. 0,9 ml/min/1,73 m^2 Körperoberfläche ungefähr gleich. Sowohl vor dem Bypass als auch während des Bypass war bei den Patienten ohne Mannitbehandlung (weiße Säulen) die Diurese gegenüber dem Ausgangswert im Mittel um 12,5–25,0% vermindert; erst nach dem Bypass kam es bei diesen Patienten zu einer Diuresesteigerung, im Mittel um 75%. Bei den Patienten mit Mannitbehandlung (punktierte Säulen) stieg die Diurese –

mit dem Ausgangswert verglichen – vor dem Bypass um etwa 110%, während des Bypass betrug die Steigerung etwa 45%, nach dem Bypass bis Operationsende etwa 165%.

Im Vergleich zu den Patienten, die kein Mannit erhielten, betrug die Diuresesteigerung bei den mit Mannit behandelten Patienten vor dem Bypass etwa 170%, während des Bypass etwa 115% und nach dem Bypass bis Operationsende etwa 70%. Bei den mit Mannit behandelten Patienten war also im Vergleich zu den Kontrollpatienten während des gesamten Operationsverlaufs eine signifikante Diuresesteigerung festzustellen ($p < 0{,}05$). In der Niederdruckphase – während des totalen Bypass – fiel die Urinausscheidung in beiden Gruppen ab, hielt sich aber in der Mannitgruppe über dem Ausgangswert. Bei arteriellen Mitteldrucken unter 45 mmHg sistierte jeder Urinfluß, auch bei den mit Mannit behandelten Patienten.

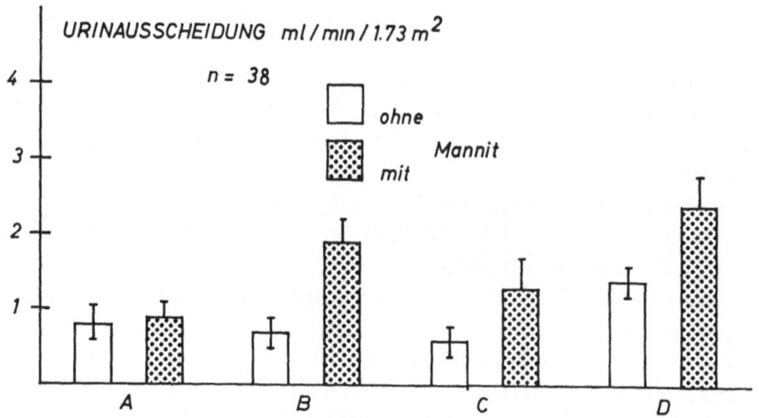

Abb. 2. Die Diurese während des Operationsverlaufs (Mittelwerte bei 38 Patienten, die wegen verschiedener Herzfehler operiert wurden. Nähere Erklärungen im Text)

Die Urinausscheidung ist allerdings kein zuverlässiger Maßstab für die Beurteilung der Nierenfunktion. Will man diese beurteilen, so sollte man die intrarenale Hämodynamik, insbesondere die Nierendurchblutung und die Glomerulusfiltration sowie die Konzentrationsleistung der Niere kontrollieren. Deshalb führten wir Untersuchungen der PAH- und Inulinclearance durch und bestimmten den Konzentrationsindex für Harnstoff. Die Clearanceuntersuchungen wurden in Zusammenarbeit mit PENZ unter Dauerinfusion der Testsubstanzen mit konstantem Plasmaspiegel vorgenommen [4, 19]; der Konzentrationsindex für Harnstoff wurde in Zusammenarbeit mit ALTINGER errechnet aus dem Verhältnis U/P-Harnstoff;

der Harnstoffgehalt wurde bestimmt mittels der Urease-Testkombination der Firma Böhringer/Mannheim in Anlehnung an die Methode von PETERS und VAN SLYKE [16].

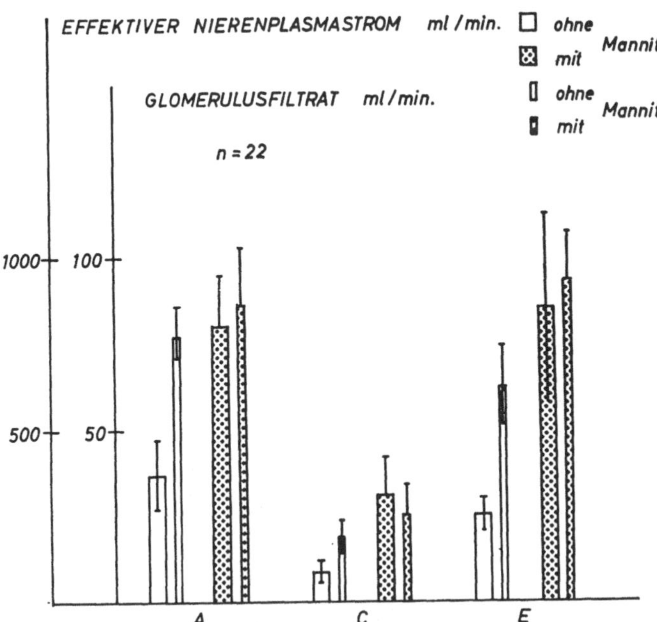

Abb. 3. Effektiver Nierenplasmastrom und Glomerulusfiltrat *A* präoperativ, *C* intraoperativ während des Bypass, *E* postoperativ, bei 22 Patienten, die wegen verschiedener Herzfehler operiert wurden. Zum Teil nach Untersuchungen von MORRIS u. Mitarb. (Nähere Erklärungen im Text)

Abb. 3 zeigt den durchschnittlichen effektiven Nierenplasmastrom (dargestellt in den breiten Säulen) sowie die durchschnittliche Glomerulusfiltration (dargestellt in den schmalen Säulen) *A* präoperativ, *C* intraoperativ während des Bypass, *E* postoperativ – bei 11 Patienten (punktierte Säulen), die wegen verschiedener kardiovaskulärer Fehler, vorwiegend wegen kombinierter Aortenvitien, operiert wurden. Diese Patienten erhielten 30 min vor dem Bypass sowie vor der Bestimmung der präoperativen und postoperativen Werte eine 20%ige Mannitinfusion, die parallel zur Infusion der Prüfstoffe lief, insgesamt jeweils 160 ml. Man erkennt aus dieser Abbildung, daß während des totalen Bypass der effektive Nierenplasmastrom und das Glomerulusfiltrat ganz erheblich abfielen. Im Mittel betrug der effektive Nierenplasmastrom während des totalen Bypass 313 ml/min, das Glomerulusfiltrat 25,2 ml/min. Es kam somit im Mittel zu einem

Abfall des Nierenplasmastromes auf 40,6% und der Glomerulusfiltration auf 31,4% der Ausgangswerte. Dieser Abfall ist statistisch hochsignifikant ($p < 0{,}001$). Postoperativ lagen die Meßgrößen wieder etwa in Höhe der präoperativen Werte. Der präoperative effektive Nierenplasmastrom war bei diesen Patienten übernormal hoch, da sie bereits unter dem Einfluß einer Mannitinfusion standen.

Im Vergleich zu den Befunden von Morris u. Mitarb. [13], die gleiche Untersuchungen an 11 vergleichbaren Patienten durchführten, die kein Mannit erhielten (weiße Säulen), war der Abfall der Glomerulusfiltration bei unseren Patienten, die Mannit erhielten, während des Bypass etwa gleich groß; es ist kein statistisch signifikanter Unterschied festzustellen. Bezüglich der Nierendurchblutung besteht jedoch zwischen beiden Untersuchungsgruppen ein statistisch signifikanter Unterschied ($p < 0{,}05$). Bei den Untersuchungen von Morris u. Mitarb. [13] fiel der effektive Nierenplasmastrom im Mittel auf 24% des Kontrollwertes ab, während der effektive Nierenplasmastrom bei unseren Patienten nur bis auf 40,6% des überdies höheren Ausgangswertes sank.

Mannit hat somit unter den Bedingungen der extrakorporalen Zirkulation einen günstigen Einfluß auf die Nierendurchblutung; es verringert aber offensichtlich nicht den Abfall des Glomerulusfiltrats, wie auch Berman u. Mitarb. sowie Kahn u. Mitarb. feststellen konnten [2, 10].

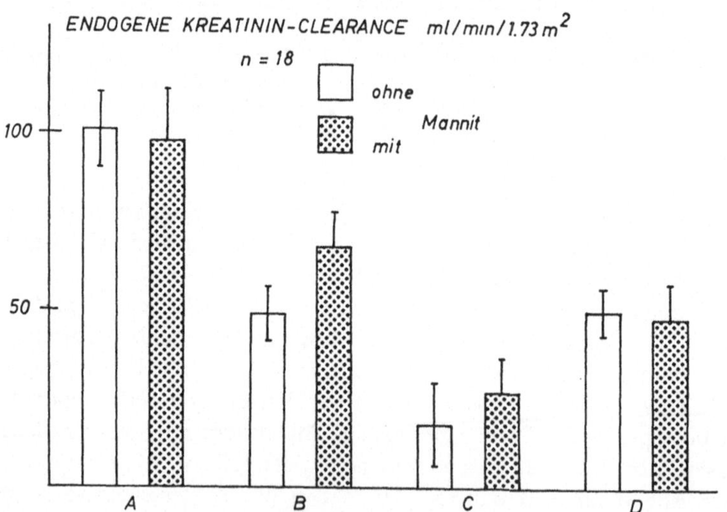

Abb. 4. Endogene Kreatininclearance *A* präoperativ und *B*, *C*, *D* intraoperativ bei 18 Patienten, die wegen verschiedener Herzfehler operiert wurden. (Nähere Erklärungen im Text)

Bezüglich der Glomerulusfiltration wurden von uns in Zusammenarbeit mit BETTENHAUSEN auch Vergleichsuntersuchungen an 18 Patienten durchgeführt, die wegen verschiedener Herzfehler, hauptsächlich Fallot'scher Tetralogien, operiert wurden (Abb. 4). Von diesen erhielten 10 Patienten etwa 30 min vor Bypassbeginn eine 20%ige Mannitinfusion 2 ml/kg Körpergewicht (punktierte Säulen), 8 Patienten – die Kontrollgruppe – kein Mannit (weiße Säulen). Das Glomerulusfiltrat wurde in diesen Fällen mit Hilfe der endogenen Kreatininclearance bestimmt, die – zumindest für klinische Bedürfnisse – als ausreichendes Maß für die Filtration gelten kann [6, 8, 15].

Bei vergleichbaren Ausgangswerten *(A)* um 100 ml/min war die Glomerulusfiltration vor Bypassbeginn *(B)* in der Kontrollgruppe – ohne Mannit – um 51%, in der Mannitgruppe um 31% vermindert. Während des Bypass *(C)* sank die Glomerulusfiltration in beiden Gruppen weiter ab, und zwar in der Kontrollgruppe bis auf 18%, in der Mannitgruppe bis auf 28% der Ausgangswerte. Nach dem Bypass bis Operationsende *(D)* stiegen die Mittelwerte in beiden Gruppen wieder bis auf etwa 50% der Ausgangswerte an. Der Unterschied von 20% während der Zeit vor dem Bypass und der Unterschied von 10% während des Bypass sind nicht signifikant. Das bestätigt die bereits bei den Untersuchungen mit Inulin gewonnene Feststellung, daß Mannit den Abfall des Filtrats während des Bypass praktisch nicht beeinflußt.

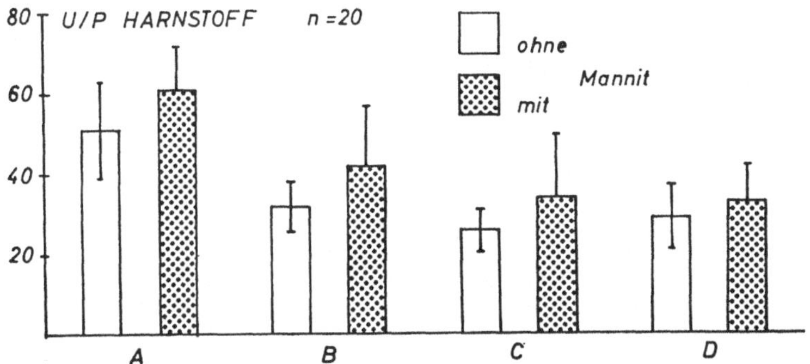

Abb. 5. Konzentrationsindex für Harnstoff *A* präoperativ und *B*, *C*, *D* intraoperativ bei 20 Patienten, die wegen verschiedener Herzfehler operiert wurden. (Nähere Erklärungen im Text)

Als Kriterium für den Funktionszustand des tubulären Apparates kann man den Konzentrationsindex für Harnstoff betrachten, d. h. das Verhältnis von Urin- zu Plasmaharnstoffkonzentration. Abb. 5 zeigt die Verhältnisse bei 20 untersuchten Patienten, die wegen verschiedener kardiovaskulärer Fehler, wiederum hauptsächlich Fallot'scher Tetralogien, operiert wurden. 11 Patienten erhielten kein Mannit (weiße Säulen), 9 Patienten erhielten eine 20%ige Mannitinfusion 2 ml/kg Körpergewicht etwa 30 min vor Bypassbeginn (punktierte Säulen). Aus den gefundenen Werten ist zu entnehmen, daß während des Operationsverlaufs die Harnstoffkonzentrationen des Urins sich in beiden Gruppen nicht signifikant unterschiedlich verhielten. Berücksichtigt man aber, daß die Diurese unter Mannit gesteigert war, so muß eine verstärkte Harnstoffelimination resultieren. Wir glauben, daß dies auch die Ursache für die niedrigeren Harnstoffkonzentrationen im Serum bei den mit Mannit behandelten Patienten ist, die wir beobachten konnten.

Zusammenfassend läßt sich sagen, daß die in der Niederdruckphase während des Bypass zwangsläufig auftretende negative Beeinflussung der Nierenfunktion durch Mannit in ihrem Ausmaß vermindert wird, und zwar im wesentlichen durch eine Verbesserung der Nierendurchblutung und einen osmotisch bedingten Diuresezuwachs.

Literatur

1. ALLEN, J. G.: Extracorporeal Ciculation. Springfield 1958.
2. BERMAN, L. B., L. L. SMITH, G. D. CHRISHOLM, and R. E. WESTON: Arch. of Surgery **88**, 239 (1964).
3. CAMERON, J. S., and J. R. TROUNCE: Proceedings Europ. Dial. a. Transpl. Ass. **1**, 7 (1964).
4. DEUTSCH, E.: Klin. Med. **4**, 81 (1949).
5. DOBERNECK, R. C., M. P. PREISER, and G. W. LILLEHEI: J. Thorac. Cardiov. Surg. **43**, 441 (1963).
6. —, R. I. MAZZE, F. D. SCHWARTZ, and K. G. BARRY: J. Urol. **91**, 123 (1964).
7. FERBERS, E.: Habil.-Schrift Düsseldorf 1966.
8. HALLWACHS, O.: Klin. Wschr. **43**, 546 (1965).
9. JONES, R. E., D. E. DONALD, H. J. C. SWAN, H. G. HARSHBARGER, J. W. KIRKLIN, and E. H. WOOD: Proc. Staff. Meet. Mayo Clin. **30**, 105 (1955).
10. KAHN, D. R., J. C. CERNY, R. W. S. LEE, and H. SLOAN: Surgery **57**, 676 (1965).
11. KIRKLIN, J. W., R. A. THEYE, and R. T. PATRICK: Extracorporeal Circulation. Springfield 1958.
12. KULATILAKE, A. E., and R. SHACKMAN: Proceedings Europ. Dial. a. Transpl. Ass. **2**, 35 (1966).
13. MORRIS, G. C., JR., W. C. AWE, H. W. BENDER, D. A. COOLEY, and M. E. DE BAKEY: Extracorporeal Circulation. Sprinfield 1958.
14. NORMAN, J. C., H. P. MC DONALD, and H. SLOAN: Surgery **56**, 240 (1964).
15. OTTO, H.: Materia Medica Nordmark XVIII, 2 (1966).
16. PETERS, J. P., and D. D. VAN SLYKE: Quantit. clin. chem. Interpret. Vol. I, 687. Baltimore: William and Wilkins Company 1946.

17. PORTER, G. A., F. E. KLOSTER, R. J. HERR, A. STARR, H. E. GRISWOLD, and J. KIMSEY: J. Thorac. Cardiovasc. Surg. **53**, 145 (1967).
18. REPLOGLE, R. L., and R. E. GROSS: J. Surg. Research **1**, 91 (1961).
19. SMITH, H. W., W. GOLDRING, and H. J. CHASIS: J. Clin. Invest. **17**, 236 (1938).
20. WETZELS, E.: Tag. d. Dtsch. Ges. f. Kreislaufforsch. Bad Nauheim 31. 3. bis 2. 4. 1967.
21. YEH, TH. J., E. L. BRACKNEY, D. P. HALL, and R. G. ELLISON: J. Thorac. Cardiovasc. Surg. **47**, 79 (1964).

Die Nierenhämodynamik des Menschen während Herzoperationen:

Inulin-PAH-Clearance-Untersuchungen

während Herzoperationen ohne Herz-Lungen-Maschine und in extrakorporalem Kreislauf unter Hypothermie

Von **F. Hackel** und **M. Herbst**

Aus der Medizinischen Klinik (Direktor: Prof. Dr. R. Emmrich) und der Klinik für Herz- und Gefäßchirurgie (Direktor: Prof. Dr. M. Herbst) der Karl Marx-Universität Leipzig

Die großen Fortschritte der Herz- und Gefäßchirurgie im letzten Jahrzehnt forderten dringend Klärung der hämodynamischen Verhältnisse der Nieren unter Herzoperationsbedingungen ohne und mit Einsatz der Herz-Lungen-Maschine und Anwendung der Hypothermie. Bisherige Untersuchungen hatten nachgewiesen, daß es trotz der in einem bestimmten Druckbereich offensichtlich bestehenden Autoregulation der Niere [4, 16, 23, 25, 30] unter den verschiedensten exogenen Einflüssen [1–3, 5–7, 10, 13–15, 17–21, 24, 31, 32] insbesondere jedoch bei Narkosen und Allgemeinoperationen [1, 2, 4–7, 13–15, 17, 18, 20–22, 24, 31, 32] auch ohne nennenswerte Blutdruckschwankungen zu oft eingreifenden Veränderungen der Nierenhämodynamik kommt. Da aber bei einer Niereninsuffizienz immer eine renale Ischämie vorliegt, könnte eine intra operationem eintretende hochgradige und langdauernde Einschränkung der Nierendurchblutung unter Umständen trotz gelungener Operation die Prognose quod vitam infaust werden lassen.

Diese Gesichtspunkte veranlaßten uns, die unmittelbaren Auswirkungen von Herzoperationen auf die Niere mittels der Inulin-PAH-Clearance-Technik im Dauerinfusionsverfahren zu untersuchen. Von der Kenntnis der hämodynamischen Verhältnisse der Nieren unter Herzoperationsbedingungen erhofften wir uns darüber hinaus Hinweise auf die Ursachen postoperativer Exitusfälle, die auch vom Pathologen nicht geklärt werden konnten.

Krankengut und Methodik

Nach vorausgegangenen Clearance-Untersuchungen an etwa 200 Patienten mit angeborenen und erworbenen Vitien (Hackel [12]) führten wir in den letzten Jahren bei 14 Patienten mit Mitralstenosen und 16 Patienten mit angeborenen Vitien eine Inulin-PAH-Clearance im Dauerinfusionsverfahren vor, während und soweit möglich kurz nach der Operation durch. Aufgrund intra operationem aufgetretener Schwierigkeiten konnten von diesen nur 10 Clearanceergebnisse von Mitralkommissurotomien und 10 Fälle von Herzoperationen in extrakorporalem Kreislauf unter Hypothermie zur Auswertung herangezogen werden.

Auf die technischen Einzelheiten der Methodik kann hier nicht eingegangen werden. Für die Clearance-Untersuchungen während Mitralkommissurotomie sind sie in Bd. 49 des „Archiv für Kreislaufforschung" (S. 254–266) dargestellt. Grundsätzlich wurden einige Tage vor der Herzoperation Grundclearancewerte (= Ausgangswerte) aus 3 Clearance-Perioden à 15 min ermittelt. Während bis nach Ende der Herzoperation wurden im Einzelfall bis maximal 22 Clearance-Perioden durchgeführt und wenn möglich am darauffolgenden Tage eine Wiederholung der Clearance zu 3 Perioden à 15 min vorgenommen. Die Dauer der einzelnen Clearance-Perioden intra operationem mußte entsprechend den jeweiligen Operationsbedingungen variiert werden. Die Zufuhr der Testsubstanzen Inulin und PAH erfolgte durch einen Venenkatheter, die Blutentnahmen mittels einem in der Vena cava cranialis liegenden Herzkatheter bzw. während der Perfusion aus der Herz-Lungen-Maschine; die Urinportionen wurden durch Blasenkatheterismus gewonnen.

Ergebnisse und Diskussion

Die Ergebnisse der Clearance-Untersuchungen bei 10 Patienten mit Mitralstenose vor und während Mitralkommissurotomie sind in Tabelle 1 und Abb. 1 zusammengefaßt.

Unter dem Einfluß von Narkose und Herzoperation sanken die PAH-Clearancewerte um durchschnittlich 58%, maximal 98,1%, die Inulinclearancewerte um durchschnittlich 60%, maximal 99,4% gegenüber den einige Tage vor der Operation erhobenen Clearance-Ausgangswerten ab. Die absolute Höhe der Ausgangswerte zeigte dabei keine sichere Korrelation zu dem Grad der Nierenfunktionseinschränkung intra operationem. Unmittelbar nach Ende der Operation und Narkose verbesserte sich in der Mehrzahl der Fälle die hämodynamische Situation der Nieren, wobei sich die Glomerulumtätigkeit im allgemeinen schneller erholte als die Tubulusfunktion, erkennbar am Anstieg der Filtrationsfraktion (s. Abb. 1). Ein durch Blutdruckschwankungen bedingtes Absinken der renalen Durchblutung läßt sich ausschließen, weil der Systemdruck durch die streng kontrollierten Operationsbedingungen stets weitgehend konstant gehalten wurde und nie unter einen für die Niere kritischen Wert abfiel. Auch die intrakardialen Druckwerte wiesen keine eindeutigen Beziehungen zur Größe

Tabelle 1. *Clearance-Ergebnisse bei 10 Patienten mit Mitralstenose vor und während Mitralkommissurotomie*

Pat. Nr.	Name Alter Geschl.	RR	Clear.-Periode	Inulin ml/min/1,73 qm	PAH ml/min/1,73 qm	FF	RBF ml/min 1,73 qm	% Veränderungen gegenüber Grundwert: Inulin	PAH
1	H., M.	120/80	Grund-C.	104,3	501,0	0,208	759,0		
	37 J.		Op.: 1.	10,5	27,9	0,375	42,3	−90,0	−94,4
	♀		2.	27,2	360,0	0,076	545,0	−73,9	−28,1
			3.	67,8	501,0	0,135	759,0	−35,0	± 0,0
2	M., H.	120/70	Grund-C.	168,0	574,0	0,293	1005,0		
	29 J.		Op.: 1.	78,1	322,0	0,242	564,0	−53,5	−44,0
	♂		2.	65,4	259,0	0,252	455,0	−61,1	−55,0
			3.	107,5	370,0	0,290	650,0	−36,0	−35,6
			4.	128,5	244,5	0,525	429,0	−23,5	−57,3
			5.	178,0	245,0	0,726	430,0	+ 6,0	−57,3
3	R., P.	130/90	Grund-C.	65,5	279,5	0,234	457,0		
	31 J.		Op.: 1.	9,92	52,1	0,194	85,4	−85,0	−80,1
	♂		2.	6,76	31,4	0,226	51,4	−89,7	−88,6
			3.	9,44	39,9	0,236	65,5	−85,7	−85,4
			4.	18,6	63,3	0,294	104,0	−72,0	−77,1
			5.	4,57	24,3	0,188	39,7	−93,1	−90,1
			6.	31,2	152,0	0,206	249,0	−50,8	−45,5
4	S., E.	125/70	Grund-C.	132,0	730,0	0,181	1060,0		
	29 J.		Op.: 1.	4,2	88,5	0,047	128,0	−96,8	−88,0
	♀		2.	3,11	14,0	0,222	20,3	−97,6	−98,1
			3.	57,1	548,0	0,104	795,0	−56,7	−24,9
			4.	57,2	230,0	0,249	334,0	−56,6	−68,5
			5.	74,1	274,0	0,271	398,0	−43,8	−62,5
5	L., G.	120/70	Grund-C.	139,5	618,0	0,226	910,0		
	41 J.		Op.: 1.	51,9	206,0	0,252	303,0	−62,8	−66,6
	♀		2.	65,8	322,0	0,204	474,0	−52,8	−47,9
			3.	70,6	328,0	0,216	482,0	−49,4	−47,0
			4.	55,5	216,0	0,257	318,0	−60,1	−65,0
			5.	39,0	220,0	0,177	322,0	−71,8	−64,4
6	F., E.	125/80	Grund-C.	86,7	471,0	0,184	673,0		
	40 J.		Op.: 1.	73,6	308,0	0,239	440,0	−15,1	−34,6
	♀		2.	111,0	448,0	0,248	640,0	+28,0	− 4,9
			3.	60,0	318,0	0,191	454,0	−30,0	−32,5
			4.	50,1	258,0	0,194	368,0	−42,2	−45,2
			5.	63,2	230,0	0,275	329,0	−27,1	−51,0
7	R., E.	130/95	Grund-C.	115,3	439,0	0,263	656,0		
	55 J.		Op.: 1.	42,7	116,0	0,369	173,0	−63,0	−73,7
	♀		2.	53,1	280,0	0,190	418,0	−53,9	−36,2
			3.	49,8	200,0	0,249	298,0	−56,7	−54,5
			4.	57,5	188,0	0,306	280,0	−50,1	−57,2

Tabelle 1 (Fortsetzung)

Pat. Nr.	Name Alter Geschl.	RR	Clearance-Ergebnisse						
			Clear-Periode	Inulin ml/min/1,73 qm	PAH ml/min/1,73 qm	FF	RBF ml/min 1,73 qm	% Veränderungen gegenüber Grundwert: Inulin	PAH
8	S., I.	135/85	Grund-C.	86,6	576,0	0,151	887,0		
	50 J.		Op.: 1.	40,3	255,0	0,158	392,0	−53,5	−55,7
	♀		2.	21,2	225,0	0,094	346,0	−75,5	−61,0
			3.	46,5	320,0	0,145	492,0	−46,3	−44,4
			4.	71,5	326,0	0,219	502,0	−17,3	−43,4
9	B., H.	140/90	Grund-C.	148,5	740,0	0,203	1190,0		
	35 J.		Op.: 1.	101,0	375,0	0,273	607,0	−32,0	−49,3
	♂		2.	81,5	381,0	0,214	616,0	−45,1	−48,5
			3.	45,0	373,0	0,121	601,0	−69,7	−49,6
			4.	58,3	272,0	0,216	440,0	−60,8	−63,3
10	A., R.	120/80	Grund-C.	97,0	342,0	0,284	526,0		
	30 J.		Op.: 1.	0,65	2,04	0,318	3,14	−99,4	−99,5
	♂		2.	48,7	186,0	0,262	286,0	−49,8	−45,6
			3.	56,2	275,0	0,205	423,0	−42,1	−19,6
			4.	117,0	440,0	0,266	677,0	+20,6	+28,6

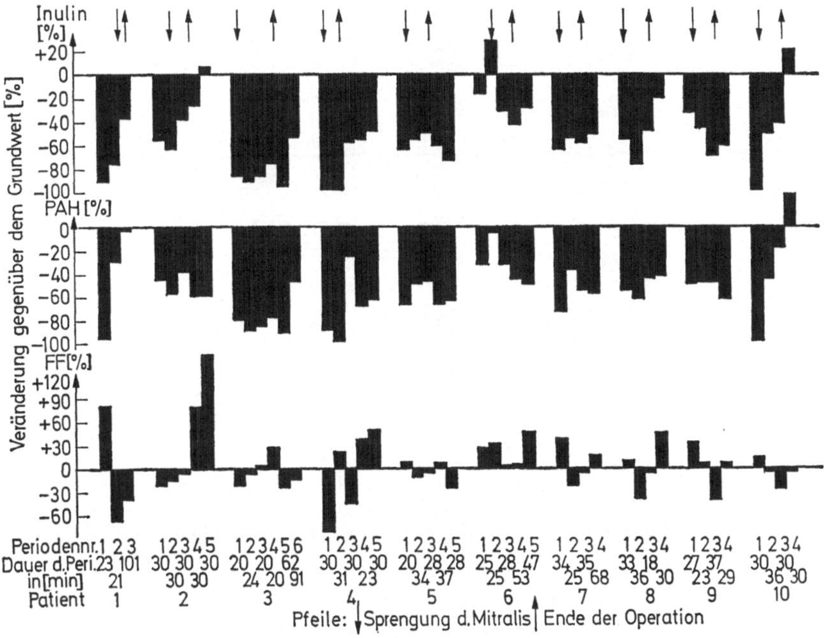

Abb. 1. Clearance-Veränderungen bei 10 Patienten mit Mitralstenose während Mitralkommissurotomie

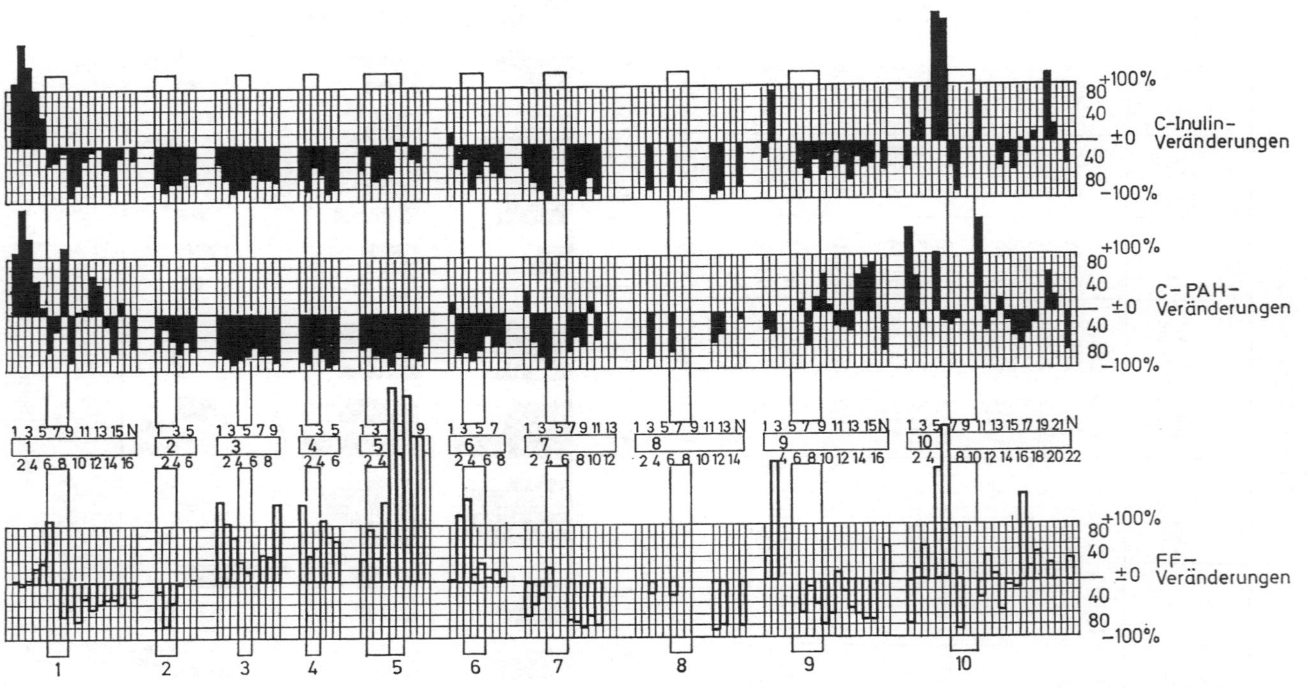

Diagramm 1. Zusammenfassende Darstellung der C-Inulin-, C-PAH- und FF-Veränderungen in Prozent bei 10 Herzoperationen in extrakorporalem Kreislauf unter Hypothermie (lfd. Nr. 1–10). □ HLM. N-Nachuntersuchung

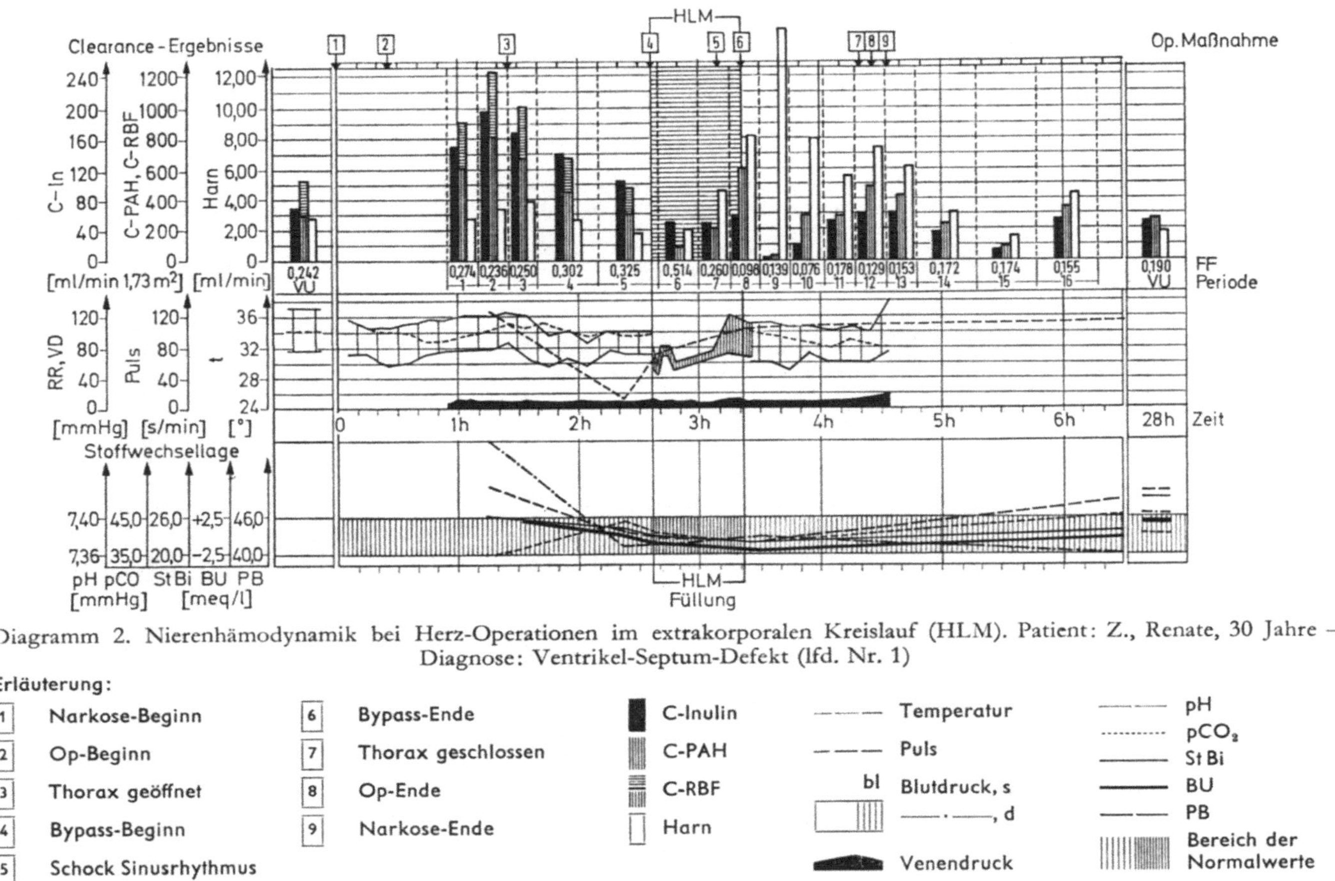

Diagramm 2. Nierenhämodynamik bei Herz-Operationen im extrakorporalen Kreislauf (HLM). Patient: Z., Renate, 30 Jahre – Diagnose: Ventrikel-Septum-Defekt (lfd. Nr. 1)

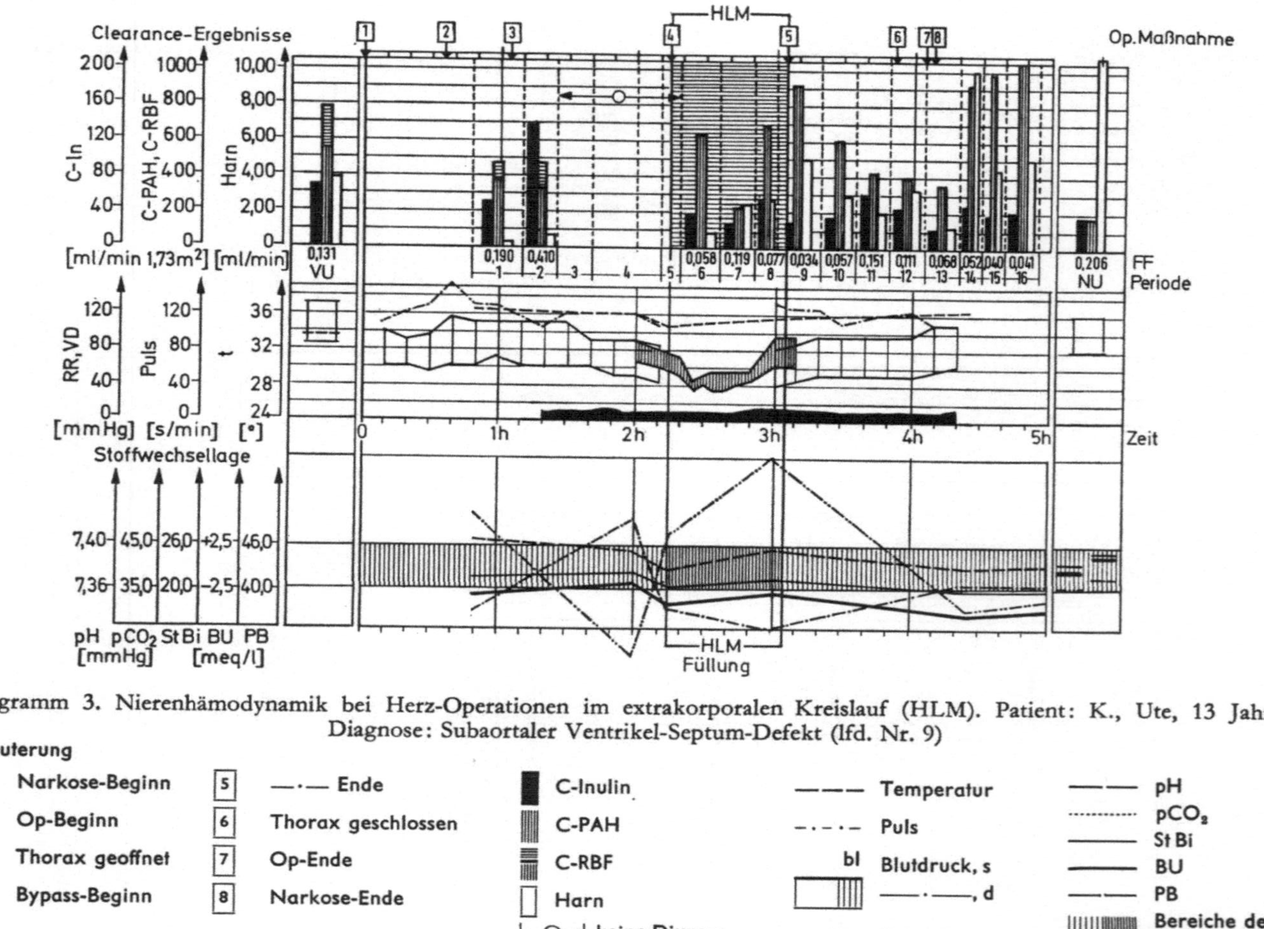

Diagramm 3. Nierenhämodynamik bei Herz-Operationen im extrakorporalen Kreislauf (HLM). Patient: K., Ute, 13 Jahre – Diagnose: Subaortaler Ventrikel-Septum-Defekt (lfd. Nr. 9)

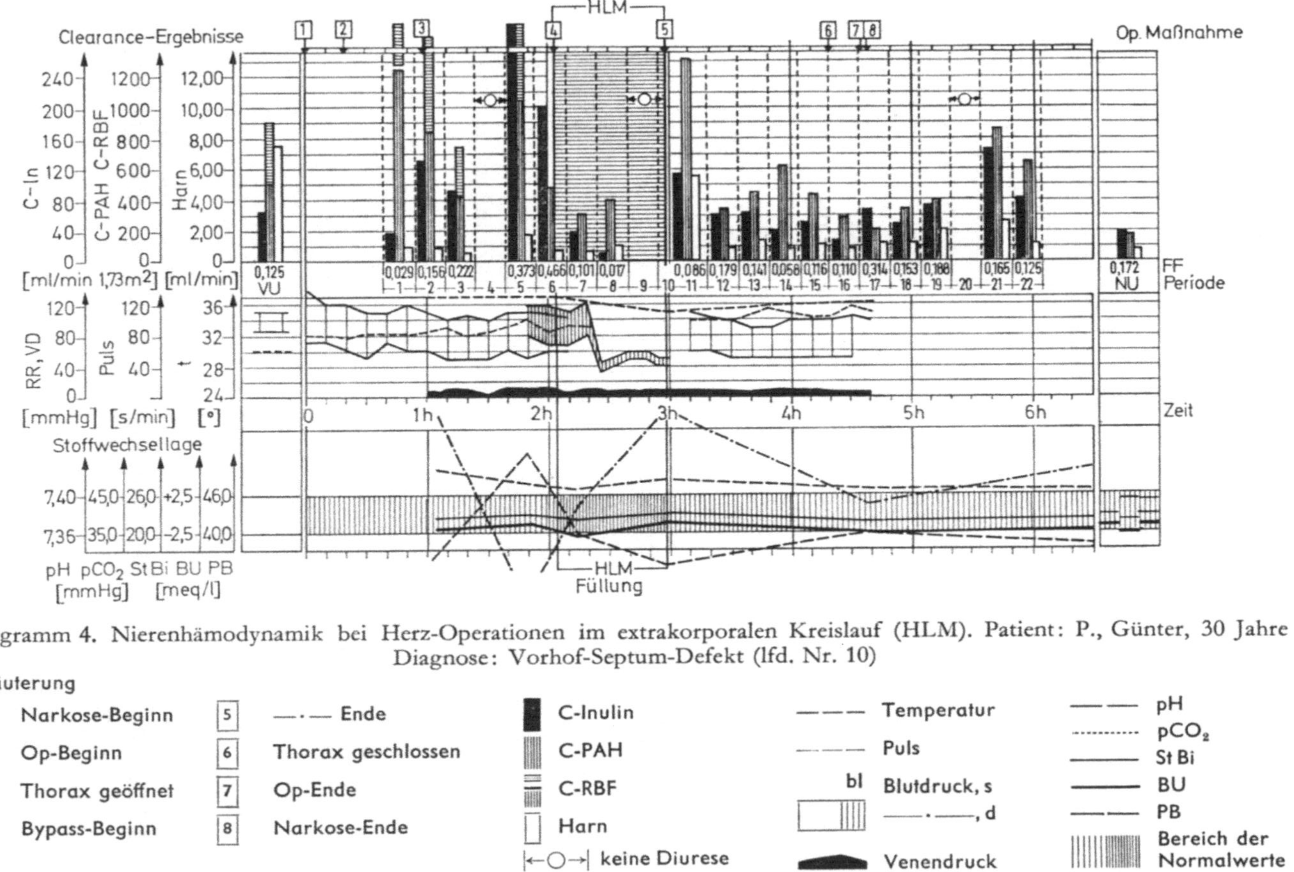

Diagramm 4. Nierenhämodynamik bei Herz-Operationen im extrakorporalen Kreislauf (HLM). Patient: P., Günter, 30 Jahre – Diagnose: Vorhof-Septum-Defekt (lfd. Nr. 10)

des renalen Plasmaflusses und des Glomerulumfiltrates auf. Zwischen der durch die Mitralkommissurotomie erzielten größeren Klappenöffnungsfläche und den darauffolgenden Clearance-Perioden-Werten war eine sichere Relation nicht erkennbar.

Die Ergebnisse der Clearance-Untersuchungen bei 10 Patienten mit angeborenen Vitien vor, während und nach der Herzoperation in extrakororalem Kreislauf unter Hypothermie sind in einer zusammenfassenden Tabelle (Tabelle 2) und einer graphischen Darstellung (Diagramm 1) wiedergegeben. Einen Eindruck von den erhobenen Einzelbefunden sollen die anschließenden Diagramme 2–4 (lfd. Nr. 1, 9 und 10) vermitteln, die 3 kasuistische Beispiele zeigen: den Operationsverlauf bei einer 30 jährigen Patientin mit Ventrikelseptumdefekt, einer 13jährigen Patientin mit subaortalem Ventrikelseptumdefekt und einem 30 jährigen Patienten mit Vorhofseptumdefekt.

In der Übersichtstabelle sind die intra und post operationem bei den 10 Patienten festgestellten Clearance-Veränderungen in Prozent gegenüber den jeweiligen Ausgangswerten zahlenmäßig genau angegeben, in der zusammenfassenden Darstellung in Säulenform abgebildet. Zeitpunkt und Dauer der extrakorporalen Zirkulation mit Herz-Lungen-Maschine (HLM) sind zur besseren Übersicht in Rechteckform eingefaßt. Die 10 Operationen sind fortlaufend nummeriert (lfd Nr. 1–10). In den 3 Einzeldiagrammen 2 bis 4 (lfd. Nr. 1, 9, 10) finden sich im oberen Drittel die Clearance-Ergebnisse, in der Mitte die Kreislaufdaten, im unteren Abschnitt die Angaben über die Stoffwechsellage und die Herz-Lungen-Maschinenfüllung; am linken Rand sind die verwendeten Zahlenmaßstäbe aufgetragen, ganz rechts die zugehörigen Erläuterungen vermerkt.

Die glomeruläre Filtration der Nieren verringerte sich in 2 von 3 Fällen, bei denen vor Eröffnung des Thorax mit der Clearance begonnen werden konnte (lfd. Nr. 7 und 10) um −41,9% bzw. −43,7% bei gleichzeitigem Anstieg des renalen Plasmaflusses um +42,6% bzw. +149,7% gegenüber den vor der Operation bestimmten Grundwerten. Im 3. Falle (lfd. Nr. 1) erhöhten sich *beide* Werte stark und sanken erst während der Perfusion unter die Grundclearancewerte ab. Nach Ende der Operation und Narkose stiegen sie vorübergehend wieder darüber hinaus an, lagen aber bei der Kontrolle einen Tag später erneut darunter. Das Verhältnis Inulin:PAH verschob sich – wie schon bei den Mitralstenoseoperationen beobachtet – in diesem und den meisten anderen Fällen zugunsten des Inulinwertes, die Ausgangswerte wurden jedoch bis zum Zeitpunkt der letzten Clearancebestimmung nach Operationsende (1–24 Std) in 8 von 10 Fällen nicht wieder erreicht.

Nach Eröffnung des Thorax kam es meist in der laufenden, in jedem Fälle aber in den folgenden Clearance-Perioden zu einer Verschlechterung der Nierenhämodynamik mit fast stets stärkerer Reduktion der PAH-Clearance und daraus resultierender Erhöhung der Filtrationsfraktion (FF).

Dreimal sistierte der Harnfluß vollkommen (lfd. Nr. 8, 9, 10); nur einmal stiegen daran anschließend die Clearancewerte wieder an, und zwar auffallend stark (lfd. Nr. 10).

Während der extrakorporalen Zirkulation, deren Beginn prinzipiell mit der tiefsten Hypothermie korrelierte, setzte bei 3 Patienten die Urinsekretion aus (lfd. Nr. 7, 8, 10), bei einem 4. Patienten (lfd. Nr. 9) kam sie dagegen erst wieder in Gang. Die Clearancewerte blieben während der Perfusionszeit, abgesehen von einer geringen Erhöhung des PAH-Wertes bei Fall lfd. Nr. 9, ausnahmslos unter den Ausgangswerten, zeigten jedoch gegenüber dem Stand kurz vor Perfusionsbeginn 2mal einen geringen Anstieg (lfd. Nr. 4, 8; sowie PAH-Wert allein bei lfd. Nr. 2). Die Gültigkeit der PAH-Bestimmung trifft für alle 10 Operationen zu, da die Hypothermie nie die für die Tubulusfunktion kritische Grenze von 20° C Körpertemperatur erreichte.

Den unter Perfusionsbedingungen unvermeidlichen geringgradigen Blutdruckschwankungen kann kein entscheidender Einfluß auf die Nierenhämodynamik beigemessen werden, da der systolische Druck, wenn überhaupt, dann nur kurze Zeit auf den für die Nierenfunktion kritischen Wert von 50–60 mmHg absank. Lediglich bei lfd. Nr. 10 wäre dies als mögliche Ursache für das vorübergehende Sistieren der Urinsekretion am Ende der Perfusionszeit in Betracht zu ziehen. Dagegen ist auch hier, wie bei allen anderen Herzoperationen in extrakorporaler Zirkulation, eine Abhängigkeit der renalen Hämodynamik von der Höhe des Venendruckes nicht erkennbar.

Die von anderen Autoren [4] angenommene Einschränkung oder Aufhebung der Autoregulation der Nierendurchblutung infolge der gleichzeitig durchgeführten Hypothermie mit daraus resultierender Abhängigkeit der renalen Durchblutung von der Blutdruckhöhe ist gerade im vorliegenden Falle auszuschließen, weil die tiefste Körpertemperatur mit 35° C hier nur 2° C unter dem Normalwert lag.

Schwierig in ihrer Beurteilung sind eventuelle Korrelationen zwischen Stoffwechsellage und Nierenfunktion. Wenn es auch gelang, die bestimmten Größen (pH; pCO_2; Standard-Bikarbonat; Basenüberschuß und Pufferbasen) weitgehend im Normbereich zu halten, ließen sich zeitweilig Schwankungen, die besonders die pH-Werte betrafen, nicht immer vermeiden. Bei genauer Durchsicht unserer 10 Operationsfälle in extrakorporaler Zirkulation unter Hypothermie dürfte ihnen jedoch keine entscheidende Bedeutung für die Nierenhämodynamik intra operationem zukommen; erst bei längerer Dauer pathologischer Stoffwechselverhältnisse müßte mit renalen Spätschäden gerechnet werden.

Nach Ende der Perfusion war nur in einigen Fällen eine ansteigende Tendenz der Clearancewerte vorhanden, z. T. veränderten sie sich kaum, vereinzelt sanken sie noch weiter ab. Erst nach Beendigung der Operation

Tabelle 2. *Nierenhämodynamik bei Herz-Operationen in extrakorporalem Kreislauf (HLM). Zusammenstellung der C-Inulin-, C-PAH- und FF-Veränderungen in Prozent (lfd. Nr. 1–10)*

Lfd. Nr.	1			2			3			4			5		
	C-Inulin	C-PAH	FF	C-Inulin	C-PAH	FF	C-Inulin	C-PAH	FF	C-Inulin	C-PAH	FF	C-Inulin	C-PAH	FF
CP 1	+115,0	+110,6	+ 2,1	−66,1	−60,2	−14,7	−31,0	−71,9	+144,6	−60,8	−85,5	+139,8	− 43,4	− 60,4	+ 43,5
2	+181,4	+188,5	− 2,5	−87,5	−26,1	−82,9	−60,6	−81,0	+106,5	−83,7	−90,1	+ 47,5	− 18,0	− 57,6	+ 94,3
3	+142,4	+134,4	+ 3,3	−69,0	−48,5	−39,7	−84,9	−91,6	+ 79,4	−32,4	−62,8	+ 60,2	− 65,4	− 75,8	+ 43,3
4	+100,6	+ 60,8	+ 24,8	−69,0	−69,9	+ 2,8	−76,0	−82,6	+ 37,6	−52,3	−79,9	+109,9	− 57,7	− 82,6	+144,2
5	+ 51,5	+ 13,3	+ 34,3	−50,1	−50,5	+ 0,8	−76,1	−76,4	+ 0,6	−88,2	−94,3	+ 83,3	− 53,4	− 93,5	+628,0
6	− 30,7	− 67,3	+112,3	−64,2	−66,9	+ 7,9	−49,5	−58,9	+ 22,3	−80,0	−89,9	+ 75,5	+ 4,0	− 68,1	+230,0
7	− 28,6	− 30,0	− 0,8				−63,0	−75,4	+ 50,0				+ 5,0	− 75,5	+330,6
8	− 12,7	+117,1	− 59,5				−63,4	−75,4	+ 48,2				− 24,6	− 78,9	+259,5
9	− 92,6	− 87,2	− 42,6				−68,0	−86,7	+138,3				− 32,0	− 81,4	+256,5
10	− 66,8	+ 5,3	− 68,6										+ 2,0	− 51,7	+112,3
11	− 21,4	+ 7,0	− 26,5												
12	− 9,5	+ 69,2	− 46,7												
13	− 4,5	+ 51,4	− 36,8												
14	− 42,3	− 18,9	− 28,9												
15	− 79,1	− 71,0	− 28,1												
16	− 22,8	+ 21,0	− 36,0												
NU	− 20,5	− 63,5	− 21,5												

Lfd. Nr.	6			7			8			9			10		
	C-Inulin	C-PAH	FF	C-Inulin	C-PAH	FF	C-Inulin	C-PAH	FF	C-Inulin	C-PAH	FF	C-Inulin	C-PAH	FF
1	+ 22,6	+ 20,7	+ 2,0	−41,9	+42,6	−59,2	—	—	—	−27,7	−31,1	+ 45,0	− 43,7	+149,7	− 76,8
2	− 41,8	− 73,8	+122,1	−69,0	−50,0	−38,0	—	—	—	+92,6	−38,7	+213,0	+102,7	+ 64,1	+ 24,8
3	− 25,0	− 69,6	+148,0	−31,7	−76,1	−24,0	−84,7	−82,5	− 20,3	—	—	—	+ 43,2	− 18,3	+ 63,2
4	− 82,1	− 84,2	+ 14,1	−96,8	−97,4	+28,2	—	—	—	—	—	—	—	—	—
5	− 53,9	− 69,8	+ 34,9	—	—	—	—	—	—	—	—	—	+512,0	+106,5	+198,3
6	− 31,3	− 36,5	+ 9,4	—	—	—	−79,0	−71,7	− 25,4	−47,6	+16,3	− 55,7	+216,8	− 14,3	+272,8
7	− 52,2	− 30,6	+ 21,7	−87,9	−65,3	−65,3	—	—	—	−64,1	−60,7	− 9,2	− 38,4	− 23,4	+ 19,2
8	− 56,0	− 59,6	+ 9,4	−80,7	−40,5	−67,6	—	—	—	−30,3	+26,8	− 41,2	− 87,9	− 11,8	− 86,3
9				−92,5	−59,6	−81,8	—	—	—	−56,1	+66,3	− 74,0	—	—	—
10				−53,5	+20,6	−61,4	—	—	—	−51,2	+10,2	− 56,4	—	—	—
11				−87,0	−45,9	−76,0	—	—	—	−11,7	−24,2	+ 15,3	+ 78,2	+163,3	− 31,2
12				—	—	—	−94,5	−53,2	− 88,0	−36,7	−26,6	− 15,3	− 3,1	− 31,8	+ 43,2
13				—	—	—	−87,3	−39,4	− 78,6	−65,8	−34,9	− 48,1	− 1,7	− 9,0	+ 12,7
14							—	—	—	−31,2	+65,9	− 60,3	− 42,8	+ 24,9	− 53,6
15										−44,7	+76,7	− 69,4	− 18,6	− 11,6	− 7,2
16										−40,6	+87,4	− 68,7	− 49,2	− 41,8	− 12,0
17													+ 3,7	− 58,4	+151,0
18													− 23,7	− 36,9	+ 24,1
19													+ 15,1	− 22,6	+ 50,3
20													—	—	—
21													+121,4	+ 69,2	+ 32,0
22													+ 28,4	+ 29,5	± 0
NU							−78,4	−11,1	− 75,4	− 49,5	−68,3	+ 57,2	− 40,3	− 67,8	+ 37,6

Erläuterung der verwendeten Abkürzungen:
CP = Clearance-Periode
C-Inulin = Veränderung des C-Inulin-Wertes in %
C-PAH = Clearance-Veränderung des C-PAH-Wertes in %
FF = Clearance-Veränderung des FF-Wertes in %.
Bezugswert (100 %) ist jeweils der Voruntersuchungswert.

und Narkose kam es in 5 Fällen (lfd. Nr. 1, 5, 8, 9, 10) zu einer deutlichen Erholung der Nierenfunktion, in einem Falle (lfd. Nr. 7) trat Anurie ein, bei den restlichen 4 Patienten war die Fortführung der Clearance-Untersuchung wegen des schlechten Allgemeinzustandes nicht möglich. Der genannte Fall mit post operationem eintretender Anurie (lfd. Nr. 7) scheint uns von besonderer Bedeutung zu sein, weil bereits während der Perfusion über $1^1/_2$ Std Anurie bestanden hatte und die Patientin am Tage nach der Operation verstarb. Eine renale Ursache des Exitus war nicht auszuschließen.

Für die operative Kardiologie ist die Frage von großer Bedeutung, ob eine Nierenfunktionseinschränkung bei Patienten mit Vitien eine Kontraindikation einer vorgesehenen Herzoperation darstellt. Nach unseren Erfahrungen ist die durch ein kongenitales oder erworbenes Vitium bedingte Störung der renalen Hämodynamik selten so hochgradig, daß aus diesem Grunde allein auf die Operation verzichtet werden müßte. Bei gleichzeitigem Vorliegen einer Nierenerkrankung muß die Indikation zur operativen Korrektur eines Vitiums in Zweifelsfällen jedoch von dem Ergebnis exakter Clearance-Untersuchungen abhängig gemacht werden.

Literatur

1. Albrecht, K. F.: Bruns Beiträge zur klin. Chir. **206**, 145 (1963).
2. Aprahamian, H. A., J. L. Vanderveen, J. P. Bunke, A. H. Murphy, and J. D. Crawford: Ann. Surg. **150**, 122 (1959).
3. Beringer, A., E. Deutsch: Med. Welt **1960**, 1769.
4. Bettge, S., R. Voss, C. F. Rothauge u. H. L. Allemand: Klin. Wschr. **38**, 1182 (1960).
5. Calcano, P. L., M. J. Rubin, and W. S. A. Singh: Pediatr. **16**, 619 (1955).
6. Friedberg, V. u. J. Rübenach: Klin. Wschr. **35**, 974 (1957).
7. Habif, D. V., and E. M. Papper: Surg. (St. Louis) **30**, 241 (1951).
8. Hackel, F.: Z. f. med. Labortechnik **5**, 5 (1964).
9. — Z. f. Urologie **59**, 321 (1966).
10. — Z. ges. inn. Med. **20**, 131 (1965).
11. — Unveröffentl.: Die Nierenhämodynamik unter dem Einfluß verschiedener Pharmaka und physiko-mechanischer Maßnahmen.
12. — Unveröffentl.: Clearance-Ergebnisse bei Patienten mit angebor. u. erworb. Vitien.
13. — u. M. Herbst: Arch. f. Kreislaufforschg. **49**, 254 (1966).
14. Klaus, D., u. W. Stripecke: Z. ges. inn. Med. **10**, 365 (1955).
15. Kleinschmidt, A.: Verh. Dtsch. Ges. inn. Med. **65**, 306 (1959).
16. Kramer, K.: Verh. Dtsch. Ges. inn. Med. **65**, 225 (1959).
17. Kunz, G., u. F. Reubi: Anaesthesist **9**, 197 (1960).
18. Marinescu, V., E. Pausescu u. D. Constantinescu: Z. ges. inn. Med. **20**, 241 (1965).
19. Mertz, D. P.: Dtsch. med. Wschr. **87**, 1658 (1962).
20. Moyer, C. A.: Surg. **27**, 198 (1950).
21. Moscon, M.: Acta anesth. (Padova) **13**, 361 (1962).
22. Ochwadt, B.: Pflügers Arch. **262**, 207 (1956).

23. Rein, H., u. M. Schneider: Die Physiologie des Menschen. Berlin-Göttingen-Heidelberg: Springer 1960.
24. Replogle, R. L., and R. E. Gross: J. surg. Res. **1**, 91 (1961).
25. Reubi, F.: Nierenkrankheiten. Bern und Stuttgart: Med. Verlag H. Huber 1960.
26. Sarre, H.: Nierenkrankheiten. Physiologie, Pathophysiologie, Klinik und Therapie. 2. Aufl. Stuttgart: Georg Thieme-Verlag 1960.
27. Selkurt, E. E.: Amer. J. Physiol. **147**, 537 (1946).
28. Smith, H. W.: The Kidney. New York 1951 (second press 1955).
29. —, N. Finkelstein, L. Aliminosa, B. Crawford, and M. Graber: J. clin. Invest. **24**, 388 (1945).
30. Thurau, K., u. K. Kramer: Pflügers Arch. ges. Physiol. **268**, 43 (1958/59).
31. Tracy, E. M.: J. of Urol. **64**, 63 (1950).
32. Williams, G. R., D. W. Culwell, and W. R. Hanna: J. thorac. cardiovasc Surg. **44**, 97 (1962).

Fermentaktivitäts-Untersuchungen im Urin zur Frage der Nephrotoxizität des Halothans

Von **S. Lymberopoulos** und **E. Salehi**

Aus der Urologischen Klinik der Medizinischen Fakultät
der Rheinisch-Westfälischen Technischen Hochschule Aachen
(Vorstand: Prof. Dr. med. W. Lutzeyer)

Vor allem der urologische Patient ist mit seinen oft vorgeschädigten Nieren nicht nur durch den operativen Eingriff, sondern darüber hinaus durch die Narkose als solche potentiell gefährdet. Daher ist die Anwendung eines nicht oder minimal nephrotoxisch wirkenden Narkotikums für den weiteren postoperativen Verlauf von maßgebender Bedeutung.

Gerade wegen der fehlenden nicht nur Nephro-, sondern auch Hepatotoxizität wird heute in der allgemeinen Chirurgie und insbesondere in der Uro-Chirurgie das Halothan als das fast ideale Inhalationsanaesthetikum mit Vorliebe angewandt [3, 6, 11, 16, 19, 26, 27].

Die jedoch zur Prüfung der Nephrotoxizität des Halothans herangezogenen Nierenfunktionsprüfungen erfassen die gesamte Nierenfunktion und geben uns keine genaue Auskunft über eine eventuelle passagere leichte Tubuluszellschädigung. Ferner setzt die große Spanne, die zwischen dem Leistungs- und Erhaltungsstoffwechsel der Tubuluszellen besteht, die Wirkung einer schwereren Noxe voraus, bevor morphologisch faßbare Zelldestruktionen sichtbar werden.

Unsere nachfolgenden Untersuchungen hatten die Aufgabe, anhand von Fermentaktivitäts-Untersuchungen im Urin eine eventuelle, durch die üblichen Untersuchungsmethoden nicht faßbare Tubuluszellschädigung nach der Applikation von verschiedenen Narkotica und Analgetica, insbesonder von Halothan, erneut zu prüfen.

Da bereits reversible Zellpermeabilitätsstörungen der fermentreichen Tubuluszellen für eine vermehrte Enzymabgabe an den Harn genügen, besitzen wir heute durch den Nachweis einer pathologischen Fermentausscheidung im Urin ein neues hochqualifiziertes und nierenspezifisches diagnostisches Verfahren, durch welches vor allem geringgradige und temporäre Tubulusschäden erfaßt werden können [3–5, 17, 18, 25]. Für die richtige Interpretation der ermittelten Werte müssen jedoch die physiologischen Schwankungen sowie gewisse Fehlermöglichkeiten, die durch die im Urin vorhandenen, z. T. unbekannten Inhibitoren, durch eine sekundäre Niereninfektion mit vermehrter Leuko- und Erythrurie und letztlich durch Urin-pH-Verschiebungen bedingt sind, mit berücksichtigt werden.

Aus der Literatur und anhand eigener vorausgegangener tierexperimenteller und klinischer Untersuchungen wissen wir heute, daß allergotoxisch-, pharmakotoxisch- und haemodynamischbedingte Nierenparenchymschädigungen mit einer gesteigerten Fermentaktivität im Urin einhergehen, wobei die Höhe der Fermentausscheidung dem Schweregrad der angesetzten Schädigung meist proportional ausfällt [3–5, 8, 17, 18, 22, 25]. Auch postoperativ wurde eine temporäre Fermentaktivitäts-Erhöhung im Urin festgestellt, die im Zusammenhang mit der Schwere des Eingriffes, der Dauer der Anaesthesie und der Zahl der Bluttransfusionen oder der verwendeten Antibiotica stand [3, 17, 18, 20].

Eigene Untersuchungen

Zur Prüfung der Nephrotoxizität des Halothans wurde im Urin die Aktivität der von manchen Autoren aufgrund ihrer selektiven Lokalisation im proximalen Tubulusabschnitt als „nierenspezifisch" bezeichneten Leucinaminopeptidase (ULAP) wie auch der stark im Nephron verbreiteten „universellen" Lactatdehydrogenase (ULDH) und Malatdehydrogenase (UMDH) vor und bis 5 Tage nach der Halothan-Narkose verfolgt. Diese von uns untersuchten Fermente wurden nicht wahllos, sondern aufgrund ihrer Lokalisation im Nephron ausgesucht (siehe Abb. 1). Die sehr unterschiedliche Konzentration und Lokalisation dieser als auch einer Reihe

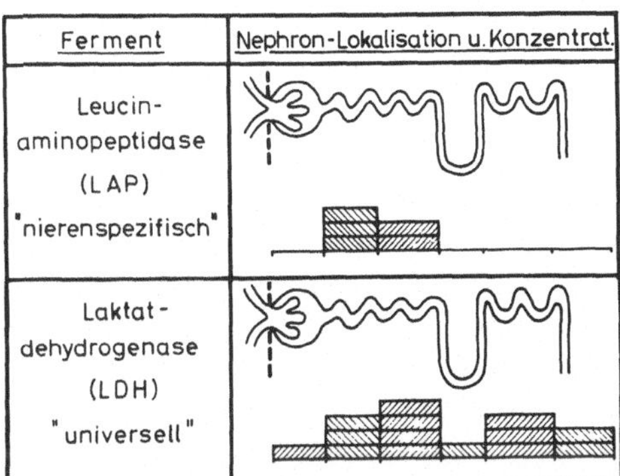

Abb. 1. Schematische Darstellung der Konzentration und Lokalisation der Leucinaminopeptidase und der Lactatdehydrogenase im Nephron. Die Lokalisation der Malatdehydrogenase entspricht etwa der der Lactatdehydrogenase. Die gestrichelte Linie soll andeuten, daß die Fermentelimination nicht durch die Niere stattfindet [2]

anderer Fermente im Nephron weist zweifelsohne indirekt auf die funktionellen Unterschiede der einzelnen Nephroneinheiten hin. Die in den Tubuluszellen lokalisierten Fermente dienen nicht nur dem eigentlichen zellulären Erhaltungsstoffwechsel, sondern nehmen offenbar aktiv an den vielseitigen sekretorischen, resorptiven und synthetischen Funktionen der Tubuluszellen teil.

Fermentaktivitäts-Untersuchungen wurden bei insgesamt 34 Patienten durchgeführt, bei denen kleine und langanhaltende Operationen an den äußeren Genitalen oder im Hals-Nasen-Ohren-Bereich vorgenommen wurden. Dadurch wurde von vornherein eine durch das schwere Operationstrauma, die Rückresorption von größeren Haematomen, durch eventuelle Bluttransfusionen und die Anwendung von Antibiotika bedingte Tubuluszellschädigung und infolgedessen gesteigerte Fermentausscheidung vermieden.

Bei allen Patienten wurde auf die übliche Prämedikation mit Barbituraten oder Psychopharmaka verzichtet. Nach Einleitung der Narkose mit 3–4%igem Halothan wurde bis zum Ende bei gleichzeitiger Zufuhr von Lachgas und Sauerstoff in einem Verhältnis 2:1 l/min dann die Narkose mit 1,5% Halothan fortgesetzt. Bei keinem Patienten wurde während der Narkose ein nennenswerter Blutdruckabfall beobachtet.

Urin wurde in 8stündlichen Abständen gesammelt, die Aktivität der erwähnten Fermente gemessen und als 8 Std-Fermentaktivität errechnet. Nur leuko- und erythrozytenfreie, frisch gelassene Urine nach vorherigem Zentrifugieren und Dialysieren für 80 min gegen Aqua dest. wurde ausgewertet. Nachturine wurden nach vorherigem Zentrifugieren bis zur Messung bei plus 4° C aufgehoben.

Die Fermentaktivitäts-Bestimmungen wurden durch die Enzymtest-Kombinationen der Firma Boehringer Mannheim nach den dort angegebenen Vorschriften durchgeführt. Als Normalwerte dienten die ermittelten Fermentaktivitäten bei 50 nierengesunden Patienten im Alter von 17 bis 21 Jahren.

Unsere klinischen Beobachtungen wurden mit einer Reihe tierexperimenteller Untersuchungen untermauert. Um absolut reine Verhältnisse zu gewinnen, wurde auf jeglichen Eingriff verzichtet. Die Tiere wurden 3 Std lang mit einem Sauerstoff-Halothan-Gemisch (4 l Sauerstoff/min, 1,5–2% Halothan) narkotisiert. Durch einen angelegten Blasenballonkatheter wurde während der ganzen Beobachtungszeit Urin abgefangen.

Ergebnisse

In der Abb. 2 ist eine typische Verlaufskurve der gemessenen Fermentaktivitäten im Urin eines nierengesunden 13jährigen Jungen wiedergegeben, bei dem wegen einer Hypospadiae penis die 1. Sitzung nach Denis Brown in 1,5%iger Halothan-Narkose vorgenommen wurde. Die in der präoperativen Phase erhobenen normalen Aktivitäten sprechen für ein intaktes Nierenparenchym. Auch die üblichen Nierenfunktionsuntersuchungen sowie das Ausscheidungsurogramm zeigten keine Abweichung von der Norm. Nach einem leichten, vorübergehenden Anstieg aller Fermente in den ersten 16 postoperativen Stunden erfolgte rasche Normalisierung und weiterhin normale Fermentausscheidung bis zum 5. postoperativen Tag. Da dieser Fermentanstieg auf eine geringgradige, reversible Tubulusschädigung hindeutet, haben wir erwartungsgemäß während der Phase der gesteigerten Fermentausscheidung keine Einschränkung der Nierenfunktion beobachtet.

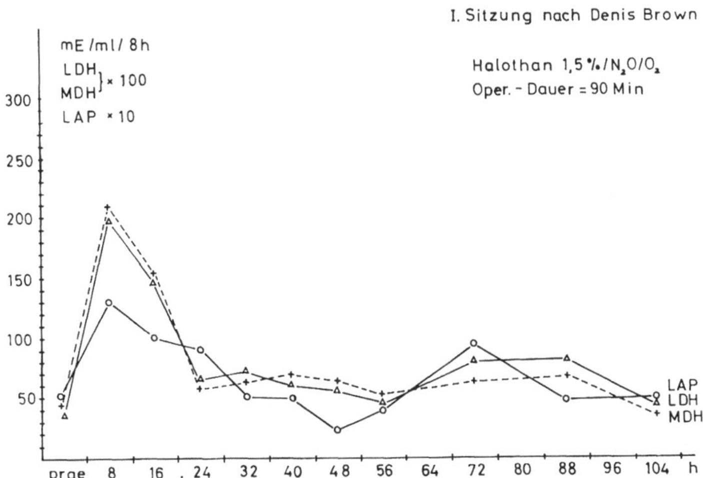

Abb. 2. Die Aktivität der ULAP (o—o), der ULDH (△—△) und der UMDH (+---+) im 8-Std-Urin eines 13jährigen Jungen vor und nach einer 90minutigen Halothan-Narkose (1,5%)

Während bei 6 weiteren nierengesunden Patienten kein signifikanter Fermentanstieg nach der Halothan-Narkose festgestellt werden konnte, fanden wir bei Patienten mit vorgeschädigten Nieren eine viel stärkere Fermentausscheidung, die sich jedoch innerhalb der ersten 24–32 Std wieder normalisierte (Abb. 3). Die präoperativ erhobenen pathologisch ausgefallenen Fermentaktivitäten deuten auf eine mitvorhandene Nierenparenchymschädigung hin. Es handelte sich bei diesem Patienten, wie wir durch zusätzliche Untersuchungen feststellen konnten, um eine beidseitige chronisch-rezidivierende Pyelonephritis. Bei diesem Patienten wurde innerhalb der ersten 8 postoperativen Stunden ein steiler Anstieg aller Fermente, insbesondere der Leucinaminopeptidase, beobachtet, der etwa dem 300fachen der Norm entspricht.

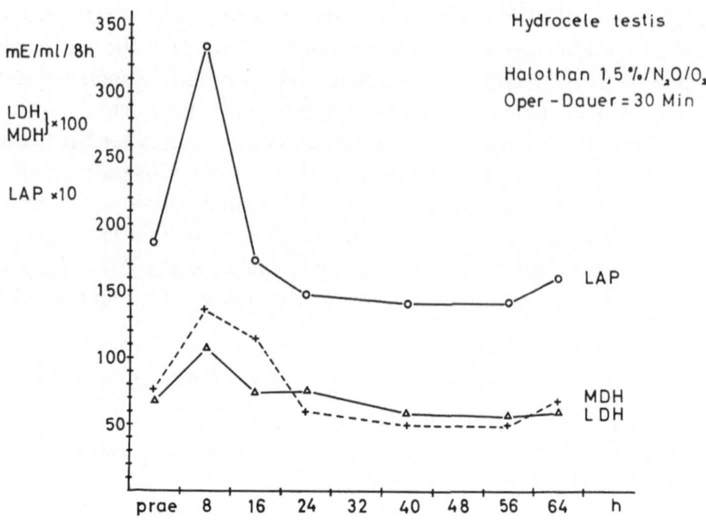

Abb. 3. Verhalten der ULAP (o—o), der ULDH (△—△) und der UMDH (+ ·· +) im 8-Std-Urin eines 37jährigen Patienten mit vorgeschädigten Nieren vor und nach einer 30minutigen Halothan-Narkose (1,5 %)

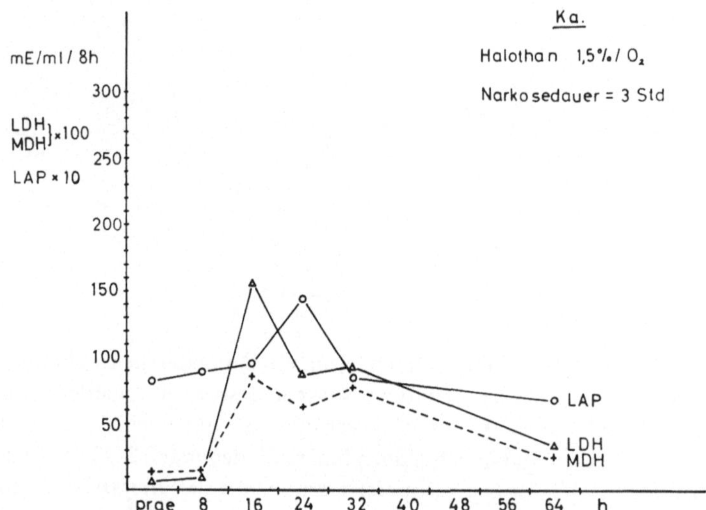

Abb. 4. Fermentverhalten bei einem Kaninchen nach 3stündiger Halothan-Narkose (1,5 %). Geringgradiger Anstieg und rasche Normalisierung der Urinfermente

Unsere klinischen Beobachtungen konnten wir im Tierexperiment bestätigen. Unter Ausschluß auch eines geringgradigen Operationstraumas und unter reiner Halothan-Sauerstoff-Narkose konnte ebenfalls ein temporärer leichter Anstieg beider Dehydrogenasen sowie der Leucinaminopeptidase im Urin innerhalb der ersten 24 Std mit rascher Normalisierung beobachtet werden (Abb. 4).

Durch die anschließende histologische Untersuchung der Nieren 24 Std nach der Halothan-Narkose konnte die durch die gemessenen Urinfermente intravital gestellte Diagnose der geringgradigen temporären Tubuluszellschädigung weiterhin bestätigt werden. Außer einer leicht vermehrten Eiweißansammlung in den Tubuli contorti und in den Sammelröhrchen konnten keine wesentlichen morphologischen Zellveränderungen festgestellt werden.

Zur Frage einer eventuellen Nierenparenchymschädigung nach wiederholten hochdosierten Gaben von Halothan haben wir bei 3 Kaninchen in 2tägigen Abständen für 3 Std eine 2%ige Halothan-Narkose durchgeführt. Durch fortlaufende blutige Blutdruckmessungen konnte während der Narkose kein wesentlicher Blutdruckabfall beobachtet werden. Der systolische Blutdruck schwankte zwischen 65 und 90 mmHg.

Die Fermentverlaufskurve eines dieser Tiere im Anschluß an die dritte Halothan-Narkose zeigt die Abb. 5. Bereits auf den ersten Blick fällt im Vergleich zu den anderen Tieren das sehr unterschiedliche Verhalten der Urinfermente auf. In diesem Fall haben wir einen viel stärkeren und anhaltenderen pathologischen Anstieg, der zweifelsohne auf eine schwerere Tubuluszellschädigung hindeutet.

Auch histologisch fanden sich Zeichen degenerativer Zellveränderungen wie hydropische Plasmavakuolen und vereinzelt Kernpygnosen, Abstoßen des Bürstensaumes oder sogar von Epithelzellen sowie auch eine Ektasie

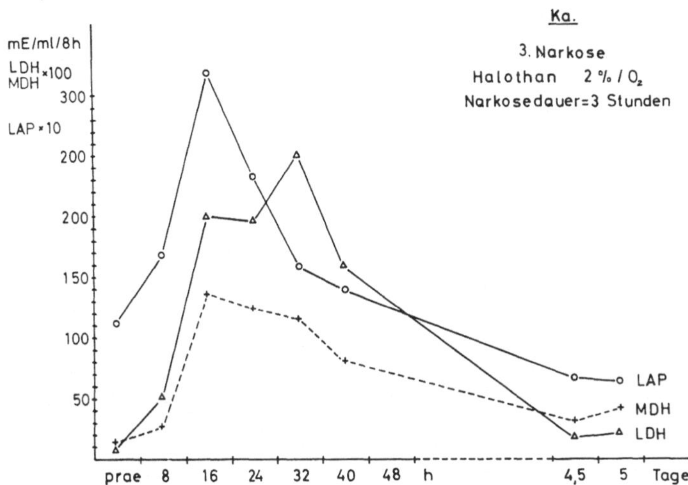

Abb. 5. Fermentausscheidung im Langversuch beim Kaninchen (Einzelheiten siehe Text)

der Tubuli contorti I und II (siehe Abb. 6a und 6b). Die Glomeruli selbst sowie die Vas afferens und efferens zeigten keine pathologischen Veränderungen.

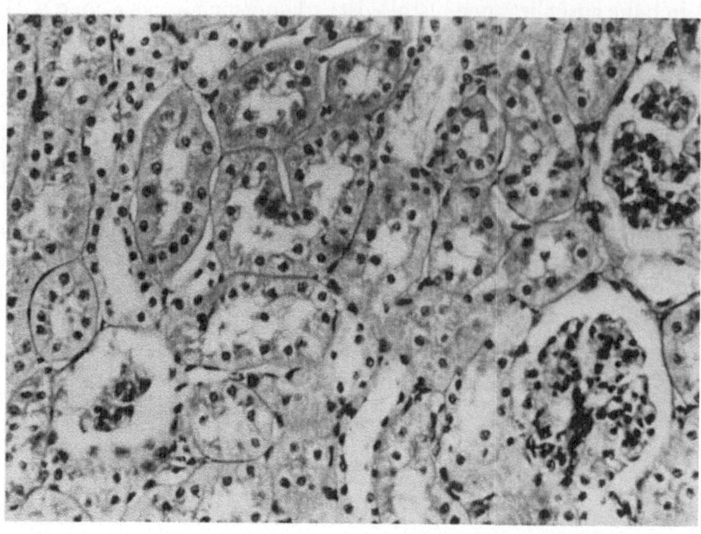

Abb. 6a. Innere Rindenzone des in der Abb. 5 demonstrierten Kaninchens. Neben vereinzelten Kernpygnosen hydropische Plasmavakuolen sowie eine leichte Tubulusektasie. Im Bild links unten in der Tubuluslichtung abgestoßene Epithelzellen. (HE-Färbung, Vergrößerung 160×)

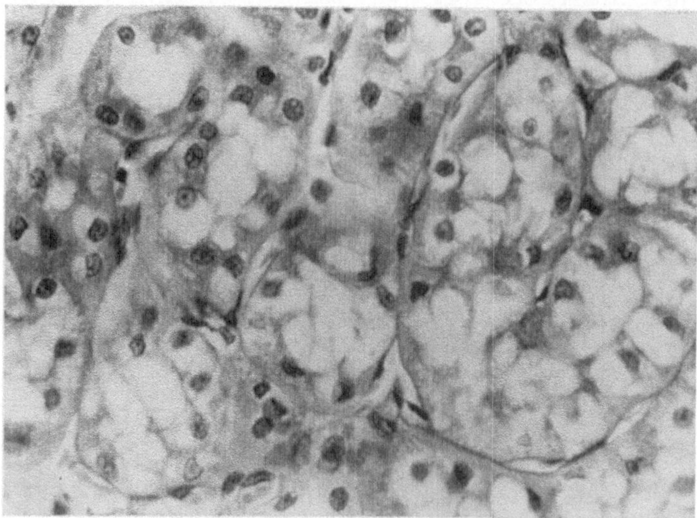

Abb. 6b. Äußere Rindenzone. Stärkere Vakuolisierung der Tubuluszellen und vereinzelt Kernpygnosen. (HE-Färbung, Vergrößerung 480×)

Zusammenfassung

Unsere bisherigen Untersuchungen fassen wir wie folgt zusammen:

1. Unter Halothan-Narkose tritt sowohl im Tierexperiment als auch bei nierengesunden Patienten ein leichter und reversibler Aktivitätsanstieg der Urinfermente ein, der auf eine temporäre geringgradige, histologisch nicht faßbare Tubuluszellschädigung hindeutet.

2. Wiederholte und langanhaltende hochprozentige Halothan-Narkosen im Tierexperiment verursachten eine ebenfalls reversible, jedoch stärkere Fermentausscheidung, deren morphologisches Äquivalent degenerative Tubuluszellalterationen waren.

3. Unsere Auffassung der geringfügigen nephrotoxischen Wirkung des Halothans wurde durch den festgestellten reversiblen, wenn auch stärkeren Fermentanstieg im Urin bei Patienten mit vorgeschädigten Nieren bestätigt.

4. Inwieweit die von uns beobachtete vermehrte Ausscheidung der Nierenfermente auf eine direkte nephrotoxische Wirkung des Halothans oder auf etwaige hämodynamisch-oligämische Tubulusschädigungen zurückzuführen ist, läßt sich aus unseren bisherigen Befunden nicht mit Sicherheit schließen.

Literatur

1. Amador, E., E. L. Dorfman, and W. Wacker: Ann. Int. Med. **62**, 30–40 (1965).
2. Amelung, D., D. Horn u. E. Schröder: Klin. Wschr. **36**, 963–970 (1958).
3. Bergmann, H. S., F. Truss u. K. Zieb: Bericht der Dtsch. Ges. f. Urol. 21. Tagung, S. 197—203. Berlin-Heidelberg-New York: Springer 1966.
4. Bergmann, H., F. Scheller, E. Estrich u. M. Schmidt: Klin. Wschr. **42**, 275—279 (1964).
5. — u. F. Truss: Med. Welt **34**, 1760—1764 (1964).
6. Blackmore, W. P., K. W. Erwin, O. F. Wiegand, and R. Lipsey: Anesthesiology **21** (1960).
7. Dubach, U. C., and G. Radlina: Klin. Wschr. **44**, 180—186 (1966).
8. —, and R. Rediger: Urol. Int. **17**, 65–83 (1964).
9. Emerson, P., and M. N. Morgan: Brit. J. Urol. **35**, 551—555 (1966).
10. Friedberg, V., u. I. Rübenach: Klin. Wschr. **35**, 947 (1957).
11. Gibson, J. A.: Canad. Anaesth. Soc. J. **6**, 148 (1959).
12. Habif, D. V.: Surgery (St. Louis) **30**, 241–255 (1951).
13. Jonstone, M.: Brit. J. Anaesth. **28**, 392 (1956).
14. Jungblut, P., u. G. Kuschinsky: Arch. exper. Path. u. Pharmakol. **225**, 533—540 (1955).
15. Kincses, J., J. Császár, Gy. Bors, and I. Zsifkovics: Acta Chir. Hung. VI, 417—423 (1965).
16. Krantz, J. C., C. S. Park, E. B. Troitt, and A. S. C. Ling: Anesthesiology **19**, 38 (1958).

17. LYMBEROPOULOS, S.: Diagnostischer und prognostischer Wert der Ferment-aktivitäts-Untersuchungen im Urin. Vortrag, gehalten auf der 12. Tagung der Nordrh.-Westf. Ges. für Urologie in Bad Salzuflen 6.–7. 5. 1966.
18. — u. W. LUTZEYER: Urologe **4**, 181–189 (1966).
19. MAZZE, M. I., F. D. SCHWARZ, C. SIOCUM, and G. BARRY: Anesthesiology **29**, 279 (1963).
20. MASON, E. E., F. A. CHERNICOY, R. E. CADWELL, and J. P. BURKE: Surg., Gyn. and Obstr. **119**, 293–301 (1964).
21. PAPPER, E. M.: J. A. M. A. **152**, 1686–1689 (1953).
22. RAAB, W., u. E. KAISER: Wiener Z. Inn. Med. **47**, 327 (1966).
23. RAVENTÓS, J.: Brit. J. Pharmacol. **11**, 394 (1956).
24. RIGGINS, R. S., and W. S. KISER: J. Urol. **90**, 594–601 (1963).
25. SCHELER, F., u. H. BERGMANN: Verh. Dtsch. Ges. inn. Med. **69**, 732–735 (1963).
26. SIESS, M., B. SCHMIDT, H. OEHMIG u. E. KIRCHNER: Bruns' Beitr. Klin. Chir. **206**, 1–22 (1963).
27. STEPHEN, C. R., G. MARGOLIS, L. W. FABIAN, and M. BOURGEOIS-GAVARDIN: Anesthesiology **19**, 770 (1958).
28. VIRTUE, R. W., K. W. PAYNE, L. J. CARANNA, G. S. CORDON, and R. R. RENBER: Anesthesiology **19**, 478 (1958).

Die Nierenfunktion nach Infusion verschiedener Plasma-Ersatz-Lösungen

Von **H. Lutz** und **O. Hallwachs**

Aus der Abteilung für Anaesthesiologie (Vorstand: Prof. Dr. O. H. Just) und der Urologischen Abteilung (Vorstand: Prof. Dr. L. Röhl) der Chirurgischen Universitätsklinik Heidelberg (Direktor: Prof. Dr. F. Linder)

Die Infusion kolloidaler Volumenersatzmittel zur Sofortbehandlung schwerer Hämorrhagien oder Schockzustände ist ein anerkanntes Therapieverfahren. Wirkung und Nebenwirkung dieser vor allem aus Dextran- und Gelatinepräparaten hergestellten Infusionsmittel sind aus zahlreichen Untersuchungen bekannt [1, 6, 16–18]. In der Beurteilung der einzelnen Präparate ist jedoch noch immer keine Übereinstimmung erzielt [7, 8, 17]. Voraussetzung einer komplikationslosen Anwendung kolloidaler Volumenersatzmittel ist die später restlose Elimination des körperfremden Kolloids aus dem Organismus. Dies geschieht fast ausschließlich über die Niere. Es dürfte deshalb von Interesse sein, die Nierenfunktion nach Infusion kolloidaler Volumenersatzmittel zu untersuchen; besonders wenn man unterstellt, daß die Nieren selbst, z. B. nach einem Schock, geschädigt sind.

Versuchsanordnung

In der Zeit von September 1964 bis April 1965 wurden folgende Untersuchungen durchgeführt: 20 vornehmlich männliche Bastardhunde (mittl. Körpergewicht 24,2 kg) erhielten 12 Std vor Versuchsbeginn jeweils 30 ml/kg KG 5 %ige Glucoselösung subcutan und 2 Std vor Versuchsbeginn nochmals die gleiche Menge intravenös infundiert.

Nach Prämedikation mit 1 mg/kg KG N-(3-Dimethylaminopropyl)-thiophenylpyridilamin-HCl-Hydrat wurden die Tiere mit 20 mg/kg Kg 5-Äthyl-5-(1-methylbutyl)-2-thiobarbitursäure annarkotisiert. Alle Hunde wurden unter Succhinylcholinrelaxierung (1 mg/kg KG) endotracheal intubiert und an ein halboffenes Narkosekreissystem angeschlossen. Die Narkose wurde mit einem Lachgas-Sauerstoffgemisch von 3:1 l/min unter Zusatz von 0,3–1,0 Vol% Halothan aufrechterhalten. Die Aa. und Vv. femorales wurden operativ an beiden Hinterextremitäten freigelegt und mit PVC-Kunststoffkathetern kanüliert. Sie dienten der Entblutung und fortlaufenden Druckregistrierung.

Durch untere mediane Laparotomie wurden beide Ureteren freipräpariert, prävesikal mit PVC-Kunststoffkathetern kanüliert und in ein Urinsammelgefäß abgeleitet.

Zur Bestimmung der PAH- und Inulin-Clearance erhielten die Tiere eine Initialdosis von 1 mg/kg KG Paraaminohippursäure (PAH) und 22,5 mg/kg KG Inulin. Anschließend wurde eine Dauerinfusion von 0,5 ml/min einer 0,9 %igen NaCl-Lösung mit 2 g % PAH und 8 g % Inulin mit einem Dauerinfusionsgerät (Firma BRAUN Apparatebau, Typ 1830) infundiert.

Innerhalb von 15 min wurde den Tieren aus der A. femoralis 50 ml/kg KG Blut entnommen, während der folgenden einstündigen Schockphase (Pm art. = 35 bis 40 mmHg) durch gedrosselte Entblutung weitere 8 ml/kg KG. Das entnommene Gesamtblutvolumen betrug im Mittel 1417 ± 328 ml Blut oder 5,8 % des mittl. Körpergewichtes. Anschließend erhielten die Versuchstiere innerhalb von 15 min entsprechend dem entnommenen Blutvolumen folgende kolloidalen Volumenersatzmittel infundiert.

1. Dextranpräparate
   a) Macrodex: 6 % Dextran (Mw. 60000),
   b) Rheomacrodex: 10 % Dextran (Mw. 40000).
2. Gelatinepräparate
   a) Haemaccel: 3,5 % modif. flüssige Gelatine (Mw. 350000),
   b) Gelifundol: 5,6 % Oxypolygelatine (Mw. 30000).

In jeder der 4 Gruppen wurden 5 Hunde untersucht. Die arteriellen und venösen Drucke wurden über Druckmeßköpfe vom Typ Statham PM 23 Db durch einen Hellige-Multiscriptor Mr. 76 quantitativ gemessen und fortlaufend aufgezeichnet.

Für die Beurteilung der Nierenfunktion wurden folgende Größen bestimmt:

1. Das Harnzeitvolumen (ml/min),
2. Glomerulumfiltration (ml/min)
   a) mit Hilfe der endogenen Kreatinin-Clearance nach der Methode von Popper, Mandel u. Mayer, bzw. der von Løken [15] angegebenen Puffermethode und
   b) mit der Inulin-Clearance nach dem Verfahren von Roe, Epstein u. Mitarb. [20].
3. Die Gesamtosmolarität des Urins (mosm/l) mittels Bestimmung der Gefrierpunktserniedrigung (Δt ° C) mit einem Kryoskop nach der Formel

$$\text{mosm/l} = \frac{\Delta t\ ^\circ\text{C}}{1{,}85^\circ\ \text{C}} \times 1000 \quad (1{,}85^\circ\ \text{C} = \text{molare Gefrierpunktserniedrigung}).$$

   Daraus wurde berechnet
   a) das Verhältnis von Urin und Plasmaosmolarität = U/P osm.,
   b) die osmolare Clearance nach der Formel Cl osm = U/P osm × Vu ml/min.

Die Ergebnisse wurden statistisch geprüft und die Signifikanz der Differenz zweier Mittelwerte berechnet.

Ergebnisse

1. Harnzeitvolumen (Abb. 1, Tabelle 1): Die Harnausscheidung liegt bei allen Tieren vor dem Versuch im Normbereich und beträgt im Mittel 58,3 ± 6,2 ml/Std. Während der einstündigen oligämischen Schockphase besteht Anurie.

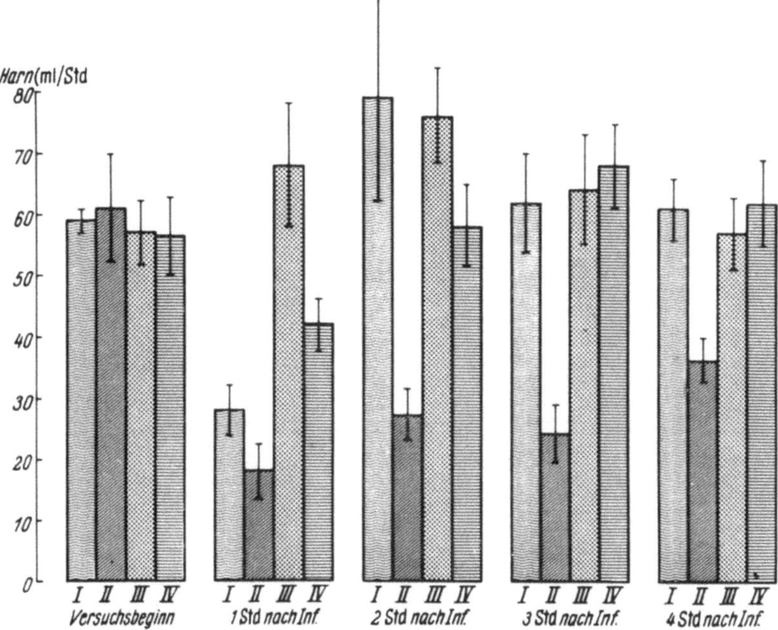

Abb. 1. Harnzeitvolumen (ml/Std) vor und nach experimenteller Hämorrhagie und Volumensubstitution mit Macrodex (I), Rheomacrodex (II), Haemaccel (III) und Gelifundol (IV) bei je 5 Versuchshunden

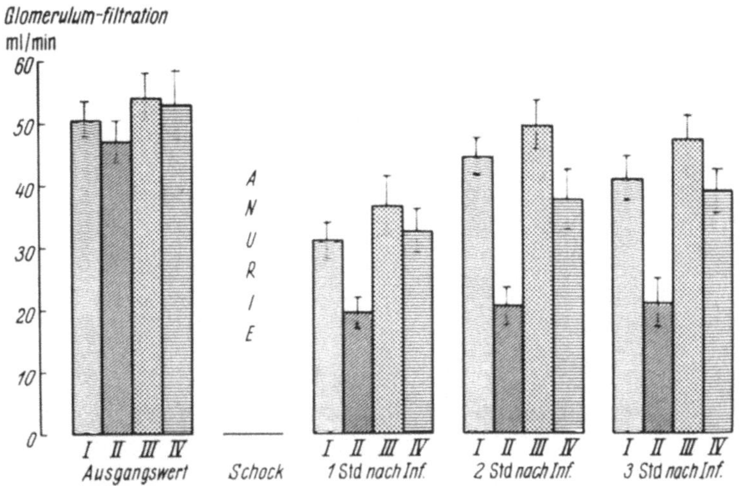

Abb. 2. Glomerulumfiltration (ml/min) vor und nach experimenteller Hämorrhagie und Volumensubstitution mit Macrodex (I), Rheomacrodex (II), Hämaccel (III) und Gelifundol (IV) bei je 5 Versuchshunden

Tabelle 1

Harnausscheidung (ml/Std)		Versuchs-beginn	nach 1 Std	nach 2 Std	nach 3 Std	nach 4 Std
I	6 % Dextran (Mw. 60000)	58,8 ± 1,6	28,2 ± 4,0	79,0 ± 17,6	62,4 ± 7,9	61,0 ± 4,9
II	10 % Dextran (Mw. 40000)	61,8 ± 9,0	18,2 ± 4,6	27,6 ± 4,5	24,8 ± 4,4	36,6 ± 3,4
III	3,5 % Gelatine (Mw. 35000)	57,0 ± 5,3	68,6 ± 10,2	76,0 ± 8,2	64,0 ± 8,9	57,0 ± 5,8
IV	5,6 %Gelatine (Mw. 30000)	56,8 ± 6,7	42,2 ± 4,1	58,0 ± 7,0	68,0 ± 6,9	62,2 ± 7,2
			III gegenüber I, II und IV $p < 0{,}001$	II gegenüber I, III und IV $p < 0{,}001$	II gegenüber I, III und IV $p < 0{,}001$	II gegenüber I, III und IV $p < 0{,}001$

In jedem Fall setzt nach der Kreislaufauffüllung die Urinausscheidung bei den Versuchstieren wieder ein. Auffällig ist die stark ausgeprägte und über den gesamten Versuchszeitraum anhaltende Diurese nach Haemaccel-Infusion und die verminderte Harnproduktion während der gesamten Versuchszeit nach alleiniger Kreislaufauffüllung mit Rheomacrodex. Der Abfall der Harnmenge im Rheomacrodex-Kollektiv ist an jedem Versuchspunkt gegenüber den Vergleichsgruppen statistisch signifikant. In den anderen untersuchten Gruppen liegt zumindest von der 2. Std an das Harnzeitvolumen im Normbereich.

2. Glomerulumfiltration (Abb. 2, Tabelle 2): Die Ausgangswerte des Glomerulumfiltrates befinden sich in allen Versuchsgruppen im Normbereich und betragen durchschnittlich 50,2±7,3 ml/min. Auch hier bewirken die einzelnen Infusionslösungen ähnliche Veränderungen der Nierenfunktion, wie sie schon bei der groben Orientierung über das Harnzeitvolumen beobachtet worden sind. Allerdings bleibt in jedem Kollektiv das Glomerulumfiltrat bis zum Ende des Versuches unterhalb des Ausgangswertes. Auffällig ist jedoch auch hier die starke Minderung der Glomerulumfiltration nach Infusion von Rheomacrodex.

Tabelle 2

Glomerulumfiltrat (ml/min)		Versuchsbeginn	1 Std nach Infusion	2 Std nach Infusion	3 Std nach Infusion
I	6 % Dextran (Mw. 60000)	50,8±2,38	31,0±2,54	44,4±2,30	41,0±3,53
II	10 % Dextran (Mw. 40000)	47,2±3,19	19,8±2,58	20,6±2,96	21,0±3,70
III	3,5 Gelatine (Mw. 35000)	54,2±4,91	36,8±5,16	49,2±4,43	47,6±3,84
IV	5,6 % Gelatine (Mw. 30000)	53,2±5,26	32,8±3,78	37,6±6,84	39,8±4,26
			II gegenüber I, III und IV p<0,05	II gegenüber I, III und IV p<0,05	II gegenüber I, III und IV p<0,05

3. Verhältnis von Urin- zu Plasmaosmolarität (Abb. 3, Tabelle 3): Sämtliche Kollektive zeigen einen Ausgangswert von U/P osm. im Bereich der Norm (etwa 2,0). Innerhalb der 1. Std nach der Kreislaufauffüllung ist dieses Verhältnis in jeder Versuchsgruppe bis auf etwa 1,70 vermindert. Danach setzt mit Ausnahme der Rheomacrodexgruppe in allen anderen

Tabelle 3

U/P osm.		Versuchs-beginn	90 min nach Infusion	120 min nach Infusion	150 min nach Infusion	210 min nach Infusion	270 min nach Infusion
I	6 % Dextran (Mw. 60000)	2,02 ± 0,08	1,80 ± 0,22	1,78 ± 0,14	1,68 ± 0,08	1,90 ± 0,15	1,98 ± 0,16
II	10 % Dextran (Mw. 40000)	1,90 ± 0,21	2,00 ± 0,17	1,78 ± 0,16	1,60 ± 0,12	1,66 ± 0,11	1,60 ± 0,12
III	3,5 % Gelatine (Mw. 35000)	2,20 ± 0,25	1,68 ± 0,13	1,40 ± 0,15	1,72 ± 0,19	2,02 ± 0,22	2,20 ± 0,18
IV	5,6 % Gelatine (Mw. 30000)	2,00 ± 0,15	1,78 ± 0,22	1,52 ± 0,19	1,66 ± 0,20	1,82 ± 0,13	1,94 ± 0,11
			II gegenüber III $p < 0,05$	II gegenüber III $p < 0,05$		II gegenüber III $p < 0,05$	II gegenüber I, III und IV $p < 0,05$

Kollektiven bis zur 4. Std nach der Infusion eine zunehmende Normalisierung des Wertes ein. Lediglich das Rheomacrodex-Kollektiv verbleibt in der gesamten Reinfusionsperiode bei einem U/P osm. von 1,60. Auch dieser Wert ist gegenüber den anderen Kollektiven statistisch signifikant gesichert.

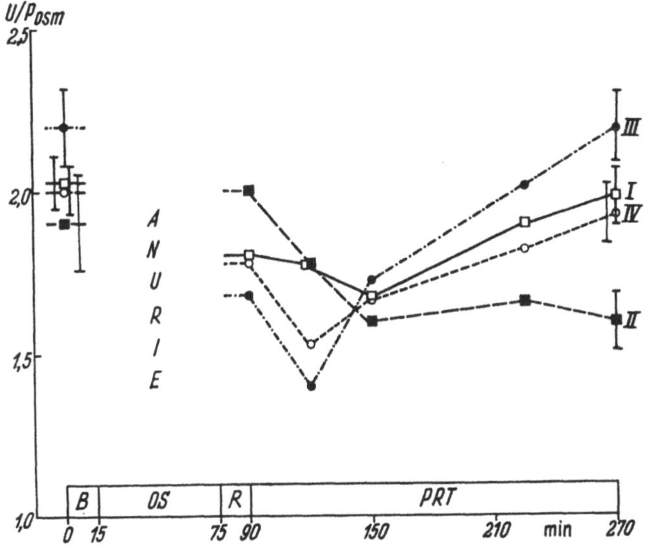

Abb. 3. Verhältnis von Urin- zu Plasmaosmolarität (U/P osm) vor und nach experimenteller Hämorrhagie und Volumensubstitution mit Macrodex (I), Rheomacrodex (II), Hämaccel (III) und Gelifundol (IV) bei je 5 Versuchshunden

Diskussion

Die renale Exkretionsgeschwindigkeit und damit die intrarenale Verweildauer kolloidaler Plasmaersatzflüssigkeiten ist in erster Linie von der Größe des mittleren Molekulargewichtes, der Molekulargewichtsverteilung und ihrem strukturellen Aufbau abhängig [11, 12]. Die Unterschiede dieser Faktoren sind bei den verwendeten Volumenersatzmitteln teilweise außerordentlich stark ausgeprägt. Sie erlauben deshalb streng genommen keinen kritischen Vergleich und geben vor allem auch keinen Hinweis auf den Wert einer bestimmten kolloidalen Grundsubstanz. Da die verschiedenen Blutflüssigkeitsersatzmittel aber in dieser unterschiedlichen Zusammensetzung von der Industrie geliefert und in der Praxis infundiert werden, erscheint ein Vergleich dieser Präparate unter konstanten Versuchsbedingungen durchaus gerechtfertigt [10].

Auffällig ist in diesen Untersuchungen vor allem das Verhalten der Nierenfunktion nach Infusion von Rheomacrodex. Aus vielen Untersuchungen ist bekannt, daß nach Infusion von Rheomacrodex die Nierendurchblutung ansteigt, das Glomerulumfiltrat und die Urinausscheidung jedoch nicht zunehmen [13, 14, 19]. Bloom [5] und Arturson [3] sahen nach Infusion von niedermolekularem Dextran genau wie wir einen sehr viskösen „öligen" Harn mit hohem spezifischen Gewicht. Steinhausen [21] beobachtete auflichtmikroskopisch nach Injektion von Lissamingrün eine eindeutige Verlängerung der tubulären Passagezeiten nach Infusion von Rheomacrodex. Mit steigender Dextrankonzentration nahm die Geschwindigkeit des tubulären Harnstromes im Urin ab. Bei Dosen von 2 g/kg KG Rheomacrodex kam es zum völligen Stillstand des Harnstomes im distalen Tubulusabschnitt. Eine in vivo beobachtete gleichzeitige Durchmesserzunahme proximaler Tubuluslumina bei abnehmender Diurese weist auf einen intratubulären Druckanstieg durch intratubuläre Viskositätszunahme hin. Birke u. Liljedahl [4] berichteten kürzlich über ähnliche Erfahrungen bei Patienten mit schweren Verbrennungen. Diese Veränderungen sind nun sicher nicht Folge einer spezifischen Dextranwirkung. Sie sind in erster Linie über die onkotischen und osmotischen Druckkräfte erklärbar, die in der Niere wirksam werden. Rheomacrodex ist eine hochprozentige Lösung niedermolekularen Dextrans. Es erscheinen damit in der Zeiteinheit große Mengen von Dextranmolekülen im Glomerulumfiltrat. Aus zunehmender Wasserrückresorption während der Tubuluspassage resultiert dann die beobachtete Eindickung des Harns.

Zieht man aus den vorliegenden Befunden hinsichtlich der Nierenfunktion therapeutische Konsequenzen, dann sollte im haemorrhagischen Schock Rheomacrodex nicht unkontrolliert verabreicht werden. Schon 1963 warnten Allgöwer und Gruber [2], größere Mengen niedermolekularen Dextrans bei dehydrierten Patienten zu infundieren. Hallwachs [9] empfahl 1965 bei Infusion größerer Rheomacrodexmengen die Kombination mit einem osmotischen Diuretikum.

Noch immer wird aber vielerorts Rheomacrodex als alleiniges Infusionsmittel zur Behandlung schwerer Haemorrhagien verwendet. Damit muß der unbestrittene Vorteil dieser therapeutischen Substanz, z. B. bei der Beseitigung von Mikrozirkulationsstörungen, in das Gegenteil verkehrt werden, wobei in vielen Fällen dem Therapeuten die Bedenklichkeit seines Handelns nicht einmal bewußt ist.

Die Infusionsbehandlung einer Hypovolämie sollte nach unseren Untersuchungen deshalb nicht mit größeren Mengen von Rheomacrodex oder sogar ausschließlich mit diesem Mittel erfolgen. Ob man sich dabei für höhermolekulares Dextran oder Gelatinepräparate entscheidet, wird vor allem von der erwünschten Volumenwirkung abhängen müssen. Hinsichtlich der Nierenfunktion zeigen diese Präparate keinen störenden Einfluß. Rheomacrodex besitzt eine spezifische Indikation, z. B. zur Beseitigung von Mikrozirkulationsstörungen, und ist demensprechend angewendet nach wie vor eine wertvolle therapeutische Substanz.

Zusammenfassung

Narkotisierten Hunden (4 Gruppen von je 5 Tieren) wird nach einer durch Aderlaß bedingten einstündigen Hypotension und Anurie Macrodex, Rheomacrodex, Haemaccel und Gelifundol entsprechend dem jeweils entnommenen Blutvolumen infundiert. In den folgenden 4 Std wird die Harnausscheidung, das Glomerulumfiltrat und das Verhältnis von Urin- und Plasmaosmolarität bestimmt. Mit Ausnahme von Rheomacrodex beeinträchtigen große Mengen der verwendeten Volumenersatzmittel die Nierenfunktion nicht. Rheomacrodex sollte deshalb nur unter spezieller Indikationsstellung und niemals in übergroßen Mengen infundiert werden.

Literatur

1. Ahnefeld, F. W., M. Halmágyi u. K. Überla: Untersuchungen zur Bewertung kolloidaler Volumenersatzmittel. Anästhesist **14**, 137 (1965).
2. Allgöwer, M., u. U. F. Gruber: Therapeutische Umschau **20**, 259 (1963).
3. Arturson, G., K. Granath, L. Thorén, and G. Wallenius: The renal excretion of low molecular weight dextran. Acta chir. scand. **127**, 543 (1964).
4. Birke, G., u. S. O. Liljedahl: Nierenschädigung bei ausgedehnten Verbrennungen mit Berücksichtigung der Behandlung mit Rheomacrodex. Schweiz. med. Wschr. **96**, 525 (1966).
5. Bloom, W. L.: Present status of plasma volume expanders in the treatment of shock.
6. Gruber, U. F.: Plasmaersatzstoffe. Act. Chir. **1**, 71 (1966).
7. — u. M. Allgöwer: Entgegnung auf die Arbeit von A. Hässig. Anästhesist **15**, 332 (1966).
8. Hässig, A.: Schockprobleme und Blutersatz unter besonderer Berücksichtigung der Expanderfrage. Anästhesist **15**, 271 (1966).
9. Hallwachs, O.: Kolloidale Volumenersatzmittel. In: Genese und Therapie des hämorrhagischen Schocks. Hrsg. von O. H. Just u. H. Lutz. Stuttgart: Thieme 187, 1966.
10. — u. H. Lutz: Die Nierenfunktion nach Infusion von Dextran- und Gelatinepräparaten ohne und mit Zusatz von THAM im experimentellen hämorrhagischen Schock. Langenbecks Arch. klin. Chir. **138**, 14 (1967).
11. Hoffmann, W. S., and D. D. Kozoll: Fate of intravenously injected gelatine in human subjects. J. clin. Invest. **25**, 575 (1946).
12. Howard, I. M., C. T. Teng, and R. Loeffler: Studies of dextran of various molecular sizes. Ann. Surg. **143**, 369 (1956).
13. Judd, D., T. Herendeen, and H. B. Schuhmacher: Influence of mannitol and low molecular weight dextran upon renal blood-flow. Surgery **56**, 529 (1964).
14. Klütsch, K., A. Heidland u. H. Kammerer: Nierenfunktion nach Infusion von niedermolekularem Dextran. Med. Klin. **60**, 464 (1965).
15. Loken, F.: On the determination of creatinine in plasma by the Jaffé reaction after adsorbtion to Lloyd's reagent. J. clin. Lab. Invest. **6**, 325 (1954).

16. Lundsgaard-Hansen, P., A. v. Graffenried u. H. Riedwyl: Die therapeutische Wirkung von Blut, Macrodex, Physiogel und Ringer-Lösung in einem standardisierten hämorrhagischen Schock. Helv. chir. Acta **33**, 558 (1966).
17. —, H. Riedwyl u. A. Hässig: Vergleich von Dextran und Gelatine als Plasmaersatzmittel. Anästhesist **16**, 206 (1967).
18. Lutz, H.: Experimentelle Untersuchungen über den Volumeneffekt kolloidaler Infusionsmittel auf der Basis von Dextran und Gelatine. Z. prakt. Anästh. **2**, 40 (1967).
19. Murphy, G. P., and J. A. Gagnon: The hemodynamic alterations induced by low molecular weight dextran in normotension and hypotension (II). Invest. Urol. **1**, 574 (1964).
20. Roe, J. H., J. H. Epstein, and N. P. Goldstein: J. biol. chem. 178 (1949). Zit. Henning, N.: Klinische Laboratoriumsdiagnostik. Berlin-München: Urban u. Schwarzenberg 1959.
21. Steinhausen, M.: Dextran und tubulärer Harnstrom, in: Genese und Therapie des hämorrhagischen Schocks. Hrsg. von O. H. Just u. H. Lutz. Stuttgart: Thieme 189, 1966.

Indikationen und Ergebnisse der prä- und postoperativen Dialyse
(unter besonderer Berücksichtigung der Hämodialyse)

Von **K. Steinbereithner, P. Figdor** und **J. Krenn**

Aus der Intensiv-Behandlungsstation (Dozent Dr. Karl Steinbereithner) der I. Chirurg. Univ.-Klinik (Vorstand: Prof. Dr. Paul Fuchsig), der Urologischen Univ.-Klinik (Vorstand: Prof. Dr. Richard Übelhör) und dem Institut für Anaesthesiologie der Universität Wien (Vorstand: Prof. Dr. Otto Mayrhofer)

Die Dialysebehandlung vor und nach operativen Eingriffen stellt ein heikles, durchaus nicht immer dankbares Arbeitsgebiet dar. Dementsprechend groß ist die Zahl der noch ungelösten Probleme bzw. jener Fragen, über die noch keine Einheitlichkeit der Ansichten erzielt wurde.

Um theoretisierenden Überlegungen soweit als möglich auszuweichen, wollen wir versuchen, anhand des eigenen Krankengutes die Problematik des gestellten Themas in ihren wichtigsten Aspekten abzuhandeln, ohne bei der gebotenen Kürze systematische Vollständigkeit anzustreben.

In Tabelle 1 ist das Krankengut unserer Intensiv-Behandlungsstation (I.B.S.) im Zeitraum 1. 1. 1966 bis 1. 8. 1967 (Sommersperre der Station) zusammengefaßt. Die 27 Patienten stellen, wie man sofort klar erkennt, durchaus keine homogene Gruppe dar. Neben akuten Dialysen aus verschiedener Indikation enthält die Aufstellung 4 Nierentransplantationen, bei denen postoperativ wegen akuter Abstoßung oder aus anderen Gründen weiter dialysiert werden mußte, sowie 3 Fälle, die zur Vorbereitung auf die Transplantation ein chronisches Dialyseprogramm absolvierten.

Zieht man das angewandte Dialyseverfahren in Betracht, so herrscht die Hämodialyse (HD) vor; beim letzten Patienten der Tabelle, der in dieser Richtung alle anderen überragt, waren bis zur Transferierung von der Station insgesamt 172 Hämodialysen erforderlich. 6 Kranke wurden ausschließlich peritoneal dialysiert, in 5 Fällen kamen beide Methoden zur Anwendung.

Zur präoperativen Dialyse

Aus dem vorgelegten Krankengut vermögen wir zu diesem Fragenkreis keine wesentlich neuen Gesichtspunkte beizusteuern. Wie einer von uns schon an anderer Stelle hervorhob (Figdor), sind Erfahrungsberichte über

Tabelle 1

		Diagnose u. Ätiologie	Harnmenge ml Eintritt Abgang	Serumbefunde bei Dialysenbeginn und bei Abgang				
				RN mg %	Kreat. mg %	Elektrol. mval		
						Na	K	Cl
1	Pat. Ra. F. ♂, 50 a	Nephrolithiasis Nierenausgußsteine bds.	700 200	231,0 150,0	24,8 11,0	137 140	7,7 4,8	97 96
2	Pat. Le. E. ♀, 12 a	Enteritis Bronchopneumonie Mittelhirnsyndrom	120 120	198,0 240,0	10,5 7,2	148 130	6,7 5,8	94 84
3	Pat. Ma. F. ♂, 54 a	St. p. Magenresekt. St. p. Relaparotomie (Ileus) Elektrolytentgleisung	140 1900	198,0 27,0	11,0 0,8	120 164	4,6 4,3	91 106
4	Pat. Kl. A. ♂, 64 a	St. p. Magenresekt. Transfusionszwischenfall (Haematurie) Elektrolytentgleisung	25 0	88,0 72,0	5,4 5,7	120 147	6,1 5,1	94 112
5	Pat. Do. U. ♀, 20 a	St. p. Laparotomie (stumpfes Bauchtrauma, Pankreasruptur) Elektrolytentgleisung	35 1700	193,0 30,0	15,0 1,0	110 140	5,0 4,5	65 100
6	„	„ Pankreasfistel Elektrolytentgleisung	1000 600	56,0 174,0	0,7 3,8	125 120	3,1 4,5	84 80
7	Pat. Ma. O. ♀, 49 a	St. p. vag. Uterusexstirpation Ileus, Peritonitis Elektrolytentgleisung	200 0	180,4 162,0	8,1 8,4	127 132	3,9 4,5	77 105
8	Pat. Pf. G. ♀, 19 a	St. p. Ileosigmoideostomie (totale Colektomie) Ileus, Peritonitis	75 3100	264,0 24,0	11,0 0,8	136 137	5,0 4,1	86 102
9	Pat. Ch. G. ♂, 62 a	St. p. Lithotripsie St. p. Blasenperforat. Nephrocalcinose	120 2000	192,0 21,0	21,0 1,7	135 134	5,2 3,3	78 104

* Zuordnung der Dialysen „prä- bzw. postoperativ“ bezogen auf Eingriffe nach Aufnahme

Tabelle 1

Therapie				Ausgang	Komplikationen
Dialysen *		Respi-rator-Behandlg.	Operative Eingriffe		
(präop.)	(postop.)				
1 PD	3 PD	0	4. Tg.: Steinentfernung, Durchzugsnephrostomie li.	Exitus 21. Tag Sepsis	Wundnachblutung, Haematemesis, Melaena ausgedehnte Wundinfektion
3 PD 2 HD	0	18 Tage	17. Tag: Ileostomie wg. diff. Peritonitis	Exitus 19. Tag	Ateminsuffizienz Ileus, Peritonitis prätermin. Haematemesis
2 HD	0	0	0	Transf. 19. Tag Normalisierung	Haematemesis Melaena
1 HD	0	0	0	Exitus 3. Tag	Hirnödem
5 HD	0	0	25. Tag: Incision und Drainage der Thrombophlebit. U.S.	Transf. 42. Tag	Wundnachblutung Pankreasfistel
0	0	terminal 2 Tage	59. Tag: Pankreasresekt. +Drainage	Exitus 65. Tag	Fistelblutung Haematemesis
0	4 HD	9 Tage	2. Tag: Ileostomie u. Drainage, 6. Tag: Wundrevision	Exitus 17. Tag Lungenödem Peritonitis	Intracut. Gefäßblutungen Respirat. Insuffizienz, massive Melaena
0	1 HD	0	0	Transf. 13. Tag Heilung	0
2 HD	0	0	0	Transf. 23. Tag Heilung	0

auf der Intensiv-Behandlungsstation.

Tabelle 1 (Fortsetzung)

		Diagnose u. Ätiologie	Harnmenge ml Eintritt Abgang	Serumbefunde bei Dialysenbeginn und bei Abgang				
				RN mg %	Kreat. mg %	Elektrol. mval Na	K	Cl
10	Pat. Ba. St. ♀, 65a	Choledocholithiasis Ikterus gravis	145 0	204,0 153,0	9,0 7,2	135 135	2,7 4,3	92 97
11	Pat. Da. F. ♂, 46a	St. p. Nephrektomie re., Nephrolithiasis der Einzelniere Urethralstriktur	2500 0	234,0 162,0	23,0 18,5	138 140	4,1 3,4	99 94
12	Pat. Kr. G. ♂, 73a	St. p. Magenresektion (Ca. ventriculi), St. p. Relaparotomie Peritonitis	300 0	140,8 150,0	6,1 8,2	145 130	5,7 5,4	99 100
13	Pat. Do. M. ♀, 44a	St. p. Laparotomie Pankreasabszeß Cholelithiasis	1200 1050	160,0 144,0	7,6 8,4	167 154	4,2 4,4	113 107
14	Pat. Eb. H. ♀, 44a	St. p. Papillotomie Choledochusstein subphren. Abszeß Elektrolytentgleisung	20 2000	168,0 126,0	8,0 3,1	130 152	6,5 3,3	80 118
15	Pat. Ta. F. ♂, 48a	St. p. Appendektomie (App. gang. perf.) St. p. Enterotomie (Strangul. Ileus, Peritonitis) Elektrolytentgleisung	60 110	114,0 158,0	20,0 14,0	136 140	3,8 5,0	72 104
16	Pat. Mo. A. ♀, 28a	Chron. Glomerulonephritis, Hypertonie, sec. Anämie Diabetes mellitus Oligurie	80–200 0	300,0 55,7	33,2 8,0	140 137	8,0 5,7	105 94
17	Pat. Pf. K. ♂, 69a	St. p. Rektumresekt. u. Transversostomie (Ca. recti), Ileus, Peritonitis	170 2300	186,0 36,0	5,2 1,3	140 146	4,8 4,0	100 109
18	Pat. Li. A. ♀, 44a	Pankreatitis akuta Cholelithiasis Elektrolytentgleisung	2000 270	230,0 144,0	5,1 8,0	134 146	3,6 5,0	87 112

* Zuordnung der Dialysen „prä- bzw. postoperativ“ bezogen auf Eingriffe nach Aufnahme

Tabelle 1 (Fortsetzung)

Therapie				Ausgang	Komplikationen
Dialysen *		Respi-rator-Behandlg.	Operative Eingriffe		
präop.)	(postop.)				
0	2 HD	terminal 1 Tag	3. Tag: Choledochotomie, T-Drainage	Exitus 7. Tag multiple Leberabszesse	Hirnödem Respirat. Insuffizienz, Kreislaufinsuffizienz
1 HD	0	0	5. Tag: Ureterenkatheter	Exitus 6. Tag	Hirnödem Krämpfe (Penicillin?) Lungenödem
4 HD	0	5 Tage	0	Exitus 5. Tag massive Pneumonie	Respirat. Insuffizienz, Wundnachblutung mass. Pneumon.
0	2 HD	0	1. Tag: Laparotomie, (Pankreasabszeß) —Drainage	Exitus 3. Tag 2. HD abgebrochen diff. Peritonitits	Lungenödem Hirnödem
2 HD	2 HD	terminal 5 Tage	18. Tag: Drainage d. subphren. Abszesses, Colostomie wegen Colonperforation	Exitus 24. Tag	Mass. Melaena, Stressulcus Iliacathrombose Respirat. Insuffizienz, Colonperforation
2 HD 1 PD	0	7 Tage	0	Exitus 8. Tag diff. Peritonitis	Respirat. Insuffizienz, Wundnachblutung Peritonitis Stuhlfistel
8 PD 6 HD	3 PD 5 HD	0	11. Tag: Nephrektomie bds.	Transf. 50. Tag 4. 2. 1967: Nierentransplantation gute Funktion	Cor bovinum parox. Tachycardie
3 HD	0	0	0	Exitus 100. Tag Resp. Insuffizienz nach Lungenembolien Langzeitbeatmung Respiratorlunge	Infiziertes Wundhaematom
1 PD	1 PD	terminal 1 Tag	5. Tag: Transperit. Incision, Drainage (Pankreasnekr.)	Exitus 17. Tag Pankreatitis gelbe Leberatrophie	Melaena Peritonitis Stressulcus

auf der Intensiv-Behandlungsstation.

Tabelle 1 (Fortsetzung)

		Diagnose u. Ätiologie	Harnmenge ml Eintritt Abgang	Serumbefunde bei Dialysenbeginn und bei Abgang				
				RN mg %	Kreat. mg %	Elektrol. mval Na	K	Cl
19	Pat. Pi. H. ♂, 24a	St. p. Appendektomie (App. chron.) Peritonitis diffusa Infiz. intraperitoneales Haematom, Elektrolytentgleisung	0 20	230,0 100,0	16,0 13,2	136 139	6,6 5,2	88 81
20	Pat. Ho. A. ♂, 25a	Chron. Glomerulo-nephritis Chron. Urämie Anurie, sec. Anämie Chron. Dialyse	0 0	chronische Dialysen				
21	Pat. Mi. A. ♀, 32a	Chron. Glomerulo-nephritis Chron. Urämie Sec. Anämie Chron. Dialyse	2000 0	chronische Dialysen				
22	Pat. Ra. Th. ♀, 44a	St. p. operat. Versorgung (multiple offene Frakturen) Schockniere	50 150	210,0 159,0	14,0 12,0	129 132	6,8 6,3	91 93
23	Pat. Ge. R. ♀, 27a	St. p. Curettage Septischer Abortus	20 1700	147,0 52,5	10,2 3,2	132 143	5,3 5,0	97 113
		Nierentransplantationen						
24	Pat. Mi. A. ♀, 32a	Nierentransplantation	70 2450	160,8 18,0	16,9 1,4	137 140	3,3 4,8	102 106
25	Pat. Ho. A. ♂, 25a	St. p. Nierentrans-plantation, Anurie (Gefäßverschluß)	0 0	30,0 105,0	5,6	142 146	4,3 5,5	98 99
26	Pat. Wo. Th ♀, 37a	St. p. Nierentrans-plantation unbeeinflußbare Rejection	0 0	160,0 chronische Dialysen	17,0	132	7,8	91
27	Pat. He. St. ♂, 19a	St. p. Nierentrans-plantation, Anurie	0 0	143,6 chronische Dialysen	7,0	147	5,3	101

* Zuordnung der Dialysen „prä- bzw. postoperativ“ bezogen auf Eingriffe nach Aufnahme

Tabelle 1 (Fortsetzung)

Therapie				Ausgang	Komplikationen
Dialysen*		Respirator-Behandlg.	Operative Eingriffe		
präop.)	(postop.)				
0	1 PD	4 Tage	1. Tag: Laparotomie (infiz. Haematom, Peritonitis), Drainage	Exitus 3. Tag	Respirat. Insuffizienz (Neomycin i.p.) Peritonitis, Hirnödem Haematokritabfall. (Resorpt.?)
35 HD	2 RHD** 14 HD	0	1. Tag Nephrektom. bds., Splenektomie	Transf. 4. Tag 30. 4. 1967: Nierentransplantation siehe untere Tabelle	0
1 PD	8 PD	0	1. Tag Nephrektomie bds.	Transf. 3. Tag 14. 3. 1967: Nierentransplantation siehe untere Tabelle	0
3 PD	0	terminal 2 Tage	0	Exitus 13. Tag	Melaena Lungenödem Respirat. Insuffizienz Herzstillstand
2 PD 2 HD	0	0	0	Transf. 50. Tag Heilung	Melaena, tox. Kreislaufinsuff. (Antibiotika-Allergie)
Nierentransplantationen					
9 PD	1 PD	postop. 1 Tag		Transf. 35. Tag gute Funktion des Transplantates	0
2 RHD** 49 HD	1 RHD** 2 PD	postop. 1 Tag	Entfernung d. Transplantates mehrf. Revisionen	23. Tag – moribund entlassen, lehnt weitere Behandlung ab	mehrmalige mass. Blutungen (Arteritis)
13 HD	6 RHD**	postop. 1 Tag	Entfernung d. Transplantates	Transf. 21. Tag	0
1 PD 166 HD	4 RHD** 2 HD	postop. 1 Tag	Haematom-ausräumung Entfernung d. Transplantates	Transf. 21. Tag	Blasenblutung. Nierenruptur Pleuritis exsudativa

auf der Intensiv-Behandlungsstation.

** Haemodialyse mit regionaler Heparinisierung.

präoperative HD zur raschen Erreichung der Operationseignung, vor allem was den chronischen Rückstauungsschaden betrifft, eher spärlich (Parsons, Kille u. Mitarb., u. a.). Einen sehr schönen Bericht über präoperative Dialyse bei akuter Verschlechterung einer Steinphyelonephritis haben kürzlich Jutzler u. Mitarb. veröffentlicht.

Ein eigener Versuch, eine akute Urämie bei beidseitiger Nephrolithiasis präoperativ therapeutisch anzugehen, war nicht sehr erfolgreich. Ganz allgemein glauben wir, daß eine Indikationsstellung zur präoperativen Dialyse nicht nach bestimmten Richtlinien erfolgen kann, sondern je nach Fall und klinischen Möglichkeiten erarbeitet werden muß.

Hingegen bietet die chronische Dialyse, welche die Festlegung des Operationszeitpunktes nach Belieben ermöglicht, auch bei uns keine wesentlichen Probleme.

Postoperative Dialysebehandlung

„Die Ergebnisse der Dialyse werden letztlich von der Grundkrankheit bestimmt.“ Diese Feststellung von Jutzler (ähnlich auch von Legrain formuliert), hat gerade bei der akuten postoperativen Anurie ganz besonderes Gewicht. Zur Veranschaulichung dieser Tatsache seien – ohne auf klinische Einzelheiten eingehen zu wollen – zwei typische Krankheitsverläufe graphisch dargestellt.

Während in Abb. 1 (Patient 5) trotz des schweren abdominellen Befundes ab der fünften HD die Nierenfunktion befriedigend in Gang kommt, führt bei Fall 15 (Abb. 2) trotz intensivster Bemühungen (Respiratorbehandlung usw.) die Peritonitis am 8. Behandlungstag zum Tode.

Bevor wir im folgenden nun auf Einzelprobleme näher eingehen, scheint ganz allgemein die Frage nach dem Erfolg dieses aufwendigen ärztlichen, pflegerischen und materiellen Einsatzes am Platze. Zu optimistischen Aussagen besteht hier wenig Grund: Obwohl die Mortalität im ganzen Krankengut auf den ersten Blick relativ günstig scheinen mag (59%), so ändert sich das Bild rasch, wenn man die chronischen Dialysepatienten vernachlässigt; die Sterblichkeit erreicht dann 75%. Es bedeutet einen geringen Trost, daß andere, sehr erfahrene Dialyseteams durchaus vergleichbare Sterblichkeitsziffern veröffentlichten (Bluemle u. Mitarb. 72%, Teschan u. Mitarb. 82%, Fritz 71%, nur Alwall und Legrain geben etwas niedrigere Zahlen an).

Fritz weist mit Recht darauf hin, daß auch das chirurgische Krankengut sehr unhomogen ist, und bei weiterer Unterteilung sehr deutliche Unterschiede in der Mortalität zu erkennen sind. Dies ergibt auch unser Krankengut, zieht man das sogenannte „peracute Abdomen“ allein in Betracht, so sterben fast 90% der Patienten.

Dialysen :
1.HD
2.HD
3.HD
4.HD
5.HD
Transferierung (42. Tag)
Rest-N
Kalium
Kreatinin
mg%
mval/l
Laparotomie
Tage
OP.
Auswärts
Thrombophlebitis
li.U.S.
I.B.S.
Incision
Drainage
Komplikationen :
Wundblutungen
Harnmenge
ml

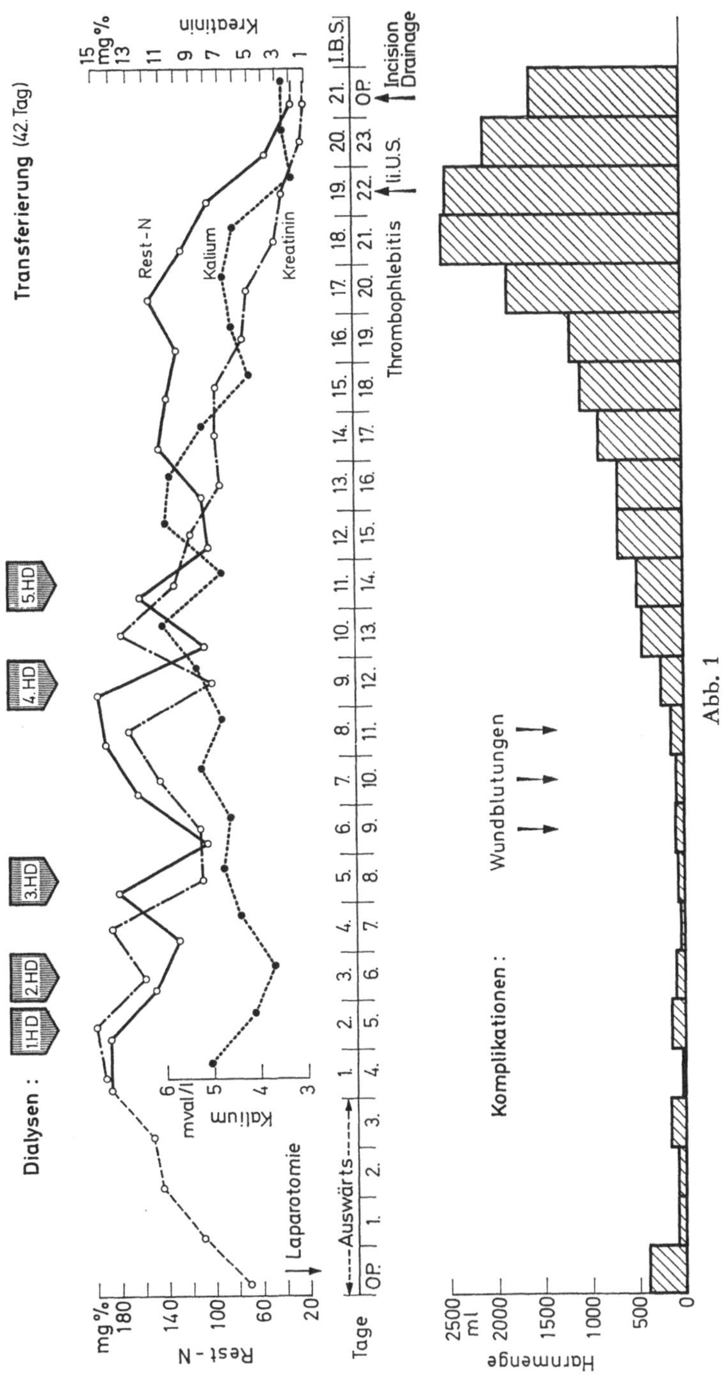

Abb. 1

Besonders deprimierend muß nun die von Dérot und Jacobs publizierte Statistik stimmen; im Krankengut dieser Autoren verringerte sich die Sterblichkeit bei den postoperativen Anurien trotz intensivster Bemühungen zwischen 1948 und 1964 nur von 76% auf 67%. Diese an einem Krankengut von über 1100 – darunter 199 postoperativen – Fällen gewonnene Erfahrung läßt erkennen, daß nur bei sorgfältiger Bemühung, und zwar um kleinste Details, weitere Fortschritte erhofft werden können.

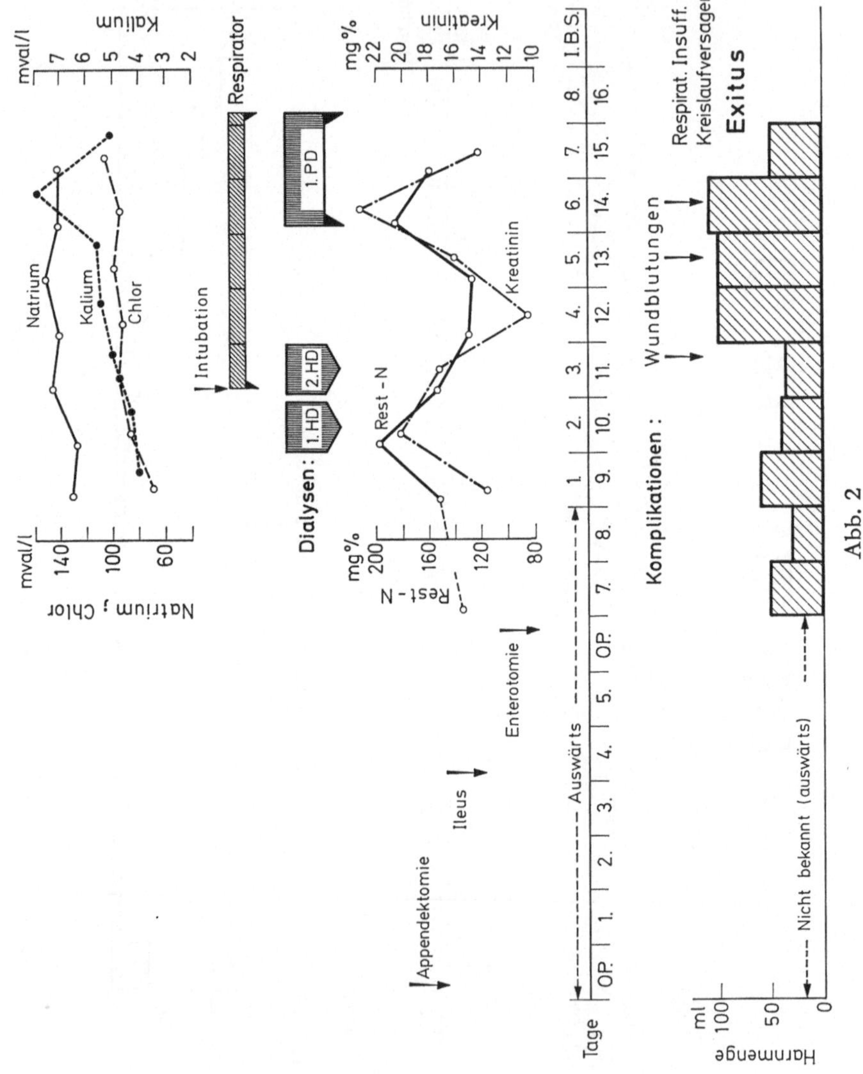

Abb. 2

Im folgenden möchten wir anhand unseres Krankengutes auf einige Momente hinweisen, die uns für die Zukunft von Wichtigkeit erscheinen:

1. Zeitpunkt der Dialysebehandlung

Wie auch unser Krankengut aufweist, kann auch heute noch vielfach erst sehr spät mit der Dialyse begonnen werden, da die Patienten nicht rechtzeitig eingewiesen werden. Aus menschlich verständlichen Gründen wird allzulange versucht, die Oligurie mit anderen Methoden zu durchbrechen. Die Folgen sind Wasserüberladung (die röntgenologisch erst bei einer Überwässerung von 6–8 l nachweisbar wird, vgl. Haun u. Mitarb.) und schwere Azotämie mit allen ihren Komplikationen. Es kann nicht eindringlich genug zur Frühdialyse geraten werden (Parry), da dann viele Komplikationen ausbleiben, wie auch unsere chronischen Dialysen eindrucksvoll zeigten.

Auf die Bedeutung der sogenannten „hyperkatabolen Azotämie" (Parsons, Heintz u. a.), etwa bei schweren entzündlichen Baucherkrankungen, wurde erst in jüngster Zeit größeres Augenmerk gelenkt. „Prophylaktische Dialyse" (Jutzler u. Mitarb.), auch bei relativ niedrigen Reststickstoffwerten, ist dann am Platz, wenn es bei erhöhtem Eiweißabbau zu Reststickstoffsteigerungen von 30 mg% und mehr innerhalb von 24 Std kommt.

2. Wahl des Dialyseverfahrens

Was die Wahl des Dialyseverfahrens angeht, so haben Dérot und viele andere mit Recht darauf hingewiesen, daß die Verfahren nicht konkurrieren, sondern sich ergänzen. Gerade bei abdominellen Eingriffen ist die Abwägung der Risiken und Vorteile durchaus nicht immer leicht. Sosehr man bei HD die Blutungskomplikationen (wir kommen darauf noch zurück) im postoperativen Verlauf fürchtet, so schwierig ist gerade bei solchen Fällen gelegentlich die Entscheidung zur Peritonealdialyse (PD).

Während wir die Eröffnung des Retroperitoneums nicht als echte Kontraindikation einer PD ansehen können (vgl. Fall 24) und damit in gewissem Gegensatz zu Kessel u. Mitarb. sowie Scheitlein stehen, sind unsere Erfahrungen bei der akuten Peritonitis absolut negativ. Anscheinend ist das entzündlich veränderte Peritoneum nur bedingt zur Dialyse befähigt und die Resorption (siehe Patient 19) mit Hämatokritabfall und Überwässerung steht im Vordergrund. Wir glauben, daß der Membranschädigung dabei eine bedeutendere Rolle zukommt, als dem labilen Kreislauf (vgl. Erbe u. Mitarb.). Die im Tierversuch gemachte Erfahrung, daß Streptokinase auch die Permeabilität des Peritoneums zu erhöhen vermag (Hare u. Mitarb.), läßt sich sicher auf den Menschen therapeutisch nicht übertragen. Es erscheint im Gegenteil vielleicht sogar sinnvoller, Hyaluronidasehemmer lokal zur Membrandichtung einzusetzen.

Unsere Erfahrungen mit dem Versuch, durch hypertone Dialyseflüssigkeiten die Dialysance zu verbessern, sind noch zu gering, um ein endgültiges Urteil zu erlauben (siehe auch Quellhorst u. Mitarb.). Wir glauben daher, daß die Peritonitis auch wegen der hohen Katabolie derzeit vorwiegend mit HD behandelt werden sollte. Angesichts des so verschiedenen klinischen Verlaufes bei den einzelnen Fällen ist es allerdings mehr als fragwürdig, überhaupt generelle Richtlinien erarbeiten zu wollen.

3. Komplikationen und Nebenwirkungen

a) Infektion

Bei einem unserer Fälle führte die PD zu schweren infektiösen Komplikationen. Damit erhebt sich die Frage, ob prophylaktisch eine Antibiotica-Anwendung zu fordern sei. Wir glauben, dies bejahen zu können, doch sollte unter Berücksichtigung der veränderten Halbwertszeiten eine Reduktion der angewendeten Dosen stattfinden (Penicillin 5–10 Mill. E pro die, Breitbandpenicilline 0,5–1 g pro die). Streptomycin, Kanamycin und Colistin sind zu vermeiden, Chloramphenicol bedarf in dieser Hinsicht keiner Einschränkung. Wir sind mit unseren Empfehlungen bewußt noch strenger als Höffler, sowie Gessler und Opderbecke. Neben der möglicherweise örtlich nephrotoxischen Penicillinwirkung sind es vor allem die

b) Zentralnervösen Erscheinungen

bei hohen Penicillindosen, welche wir fürchten. Auch in unserem Material traten einmal schwere Krämpfe auf. Infolge des Hirnödems im Rahmen des „Disaequilibriumssyndroms“ ist das Cerebrum auf die zentralerregende Penicillinwirkung (Hitzenberger u. Zinner) besonders empfindlich. Läßt sich die Anwendung höherer Dosen nicht vermeiden, so sollten routinemäßig Antiepileptica verabfolgt werden.

c) Respiratorische Insuffizienz

Zunehmend setzt sich die Erkenntnis durch, daß nach größeren Abdominaleingriffen und bei Peritonitis Zeichen respiratorischer Insuffizienz auftreten (Amaha u. Mitarb.). Auch in unserem Krankengut wurden 14 Patienten mit einem Respirator (Assistor) behandelt. Sieht man von den 4 Nierentransplantationen ab, die routinemäßig postoperativ über mindestens 1 Tag beatmet werden, handelt es sich bei 4 weiteren Kranken um eine präterminale, weniger als 3 Tage dauernde, Beatmung. Aber auch von den echten Langzeitbeatmungen hat kein einziger Fall überlebt; bei Amaha u. Mitarb. starben 7 von 8 derartigen Fällen. Trotz dieser dürftigen Resultate glauben wir, daß die Respiratorbehandlung einen echten Fortschritt darstellt. Vor allem bei PD mit drohender respiratorischer Insuffizienz (LEGRAIN) und bei feuchten Lungen sollte sie routinemäßig gefordert werden. Laufende Blutgasanalysen sind natürlich unentbehrlich.

d) Blutungen

Diese stellen *die* Crux jeder Dialyse dar. Auch in unserem Krankengut waren sie 14mal, darunter 8mal in bedrohlichem Umfang, zu beobachten. Daß es sich nicht so sehr um Folgen der Heparinisierung, als um den Ausdruck eines höchst labilen Zustandes der Gerinnung bei Urämikern (SCHRÖTER u. Mitarb.) handelt, beweisen die 3 Fälle mit ausschließlicher PD, bei denen gleichfalls Blutungen auftraten. Die bisherigen Erkenntnisse auf diesem Gebiet sind eher dürftig; anstelle einer kausalen Therapie sind wir häufig gezwungen, unser Heil in kostspieliger Polypragmasie zu suchen.

Dies führt uns zu unserem letzten Anliegen, nämlich zur

4. Prophylaxe

Schon weiter oben wurde betont, für wie wichtig wir die rechtzeitige Zuweisung zur Dialyse halten, vermag doch prophylaktische Dialyse, bzw. Wahl des „optimalen Dialysezeitpunktes“ (EDEL) die Frequenz hämorrhagischer und infektiöser Komplikationen deutlich zu reduzieren. Die Erfolge von SCRIBNER u. Mitarb. mit frühzeitiger Dauerdialyse bei schwerem posttraumatischem Nierenversagen sollten sehr zu denken geben.

Aber auch in anderer Hinsicht muß echte Prophylaxe dringend gefordert werden. In unserem kleinen Krankengut ist 14mal eine Hypochlorämie nachweisbar, darunter 9mal mit Werten unterhalb 90 mval/l. Dieser erschreckend hohe Prozentsatz von Anurien infolge insuffizienter Behandlung zeigt die Wichtigkeit exakter Flüssigkeits- und Elektrolytsubstitution bei jedem Fall mit größeren Verlusten.

Schlußbemerkung

In einem kurzen Überblick wurde versucht, einige Streiflichter auf die vielfältige Problematik der posttraumatischen bzw. der postoperativen Niereninsuffizienz und ihrer Behandlung zu werfen. Die Ergebnisse sind bestürzend schlecht und trotz aller Bemühungen können nur kleine, schrittweise Fortschritte erhofft werden. Neben weiteren Untersuchungen zur Frage der Blutgerinnungsstörungen, des Wertes routinemäßiger Respiratorbehandlung und anderer einschlägiger Probleme muß das Bemühen der nächsten Zukunft auf die Prophylaxe gerichtet sein. Verbesserte Überwachung des Elektrolyt-, Flüssigkeits- und Säure-Basen-Haushaltes im prä- und postoperativen Verlauf erscheint ebenso bedeutsam wie „prophylaktische“ Einleitung der Dialyse in Frühstadien des akuten Nierenversagens.

Literatur

Allwall, N.: Zit. nach Fritz.

Amaha, K., S. W. Weitzner u. M. H. Harmel: Proc. II. Europ. Anaesthesiekongr. Kopenhagen 1966, Acta Anaesth. Scand. Suppl. XIII, S. 732ff.

Bluemle, L. W., G. D. Webster u. J. R. L. Elkinton: Arch. Int. Med. **104**, 180 (1959).

Dérot, M., u. C. Jacobs: In: Aktuelle Probleme der Klin. Nephrologie, Symposion Feiburg i. Br. März 1966, Hrsg. von D. P. Mertz u. R. Kluthe, Stuttgart: Thieme 1967, S. 145ff.

Edel, H. H.: Melsung. Med. Mitt. **39**, 27 (1965).

Erbe, R. W., J. A. Greene u. J. M. Weller: J. Appl. Physiol. **22**, 131 (1967).

Figdor, P. P.: In: Aktuelle Probleme der Haemodialyse u. d. chronischen Niereninsuffizienz, Symposion Innsbruck 1965, S. 56ff. Hrsg. P. v. Dittrich. München-Berlin-Wien: Urban & Schwarzenberg 1966.

Fritz, K. W.: Haemodialyse. Stuttgart: G. Thieme, 1966, S. 96ff.

Gessler, U., u. H. W. Opderbecke: Z. Prakt. Anaesth. Wiederbel. **2**, 205 (1967).

Hare, H. G., H. Valtin u. R. E. Gosselin: J. Pharmacol. Exp. Ther. **145**, 122 (1964).

Haun, G., W. Müller u. F. Scheler: Med. Klin. **60**, 1933 (1965).

Heintz, R.: Wien. Klin. Wschr. **79**, 366 (1967).

Hitzenberger, G., u. G. Zinner: Int. J. Clin. Pharm. **1**, 76 (1967).

Jutzler, G. A., A. I. Willeit u. M. M. Fark: Anästh. prax. **1**, 67 (1966).

Kessel, M., R. Baethke, I. Bennhold, J. C. Fernandez, L. Molina u. A. Scholz: Einführung in die Peritonealdialysetherapie. Melsung. Med. Mitt. **41**, Suppl. I (1967).

Kille, J. N., D. C. Dukes, J. D. Blainey, and P. Dawson-Edwards: Lancet **1964**/II, 490.

Legrain, M.: Proc. X. Int. Fortbildungskurs der Portugies. Ges. f. Anaesth., Lissabon: Ed. Semana Med. 1965, S. 163ff., S. 177ff.

Parsons, F. M.: Symposion. Royal Coll. Phys. Edinburgh Publications 16 (1961).

—, S. H. Hobson, C. R. Blagg, and B. H. McCracken: Lancet **1961**/I, 129.

Parry, W. L.: Surg. Clin. N. Amer. **45**, 1365 (1965).

Quellhorst, E., C. Mietzsch, H. Henning u. F. Scheler: Dtsch. Med. Wschr. **92**, 1417 (1967).

Scribner, B. H., G. J. Magid, and J. M. Burnell: Clin. Res. **8**, 136 (1960).

Scheitlein, W.: Dtsch. Med. Wschr. **90**, 2056 (1965).

Schröter, R. M., D. Strangfeld, H. G. Heinrich u. J. Rex: Dtsch. Gesundheitsw. **20**, 1730 (1965).

Teschan, P. E., C. R. Baxter, T. F. O'Brien, J. N. Freyhoff, and W. H. Hall: Ann. Int. Med. **53**, 992 (1960).

Indikationen und Ergebnisse der Peritonealdialyse

Von **G. A. Jutzler**

Aus der Dialyse-Abteilung (Priv.-Doz. Dr. Jutzler) der I. Medizinischen Universitätsklinik Homburg (Saar) (Direktor: Prof. Dr. Doenecke)

Ich möchte vornehmlich auf folgende Punkte eingehen:

1. die Indikationen der Peritonealdialyse, insbesondere ihre Differential-Indikationen gegenüber der Haemodialyse,
2. die Bewertung beider Dialyseverfahren aufgrund der Behandlungsergebnisse,
3. die Komplikationen der Peritonealdialyse,
4. die Frage nach der Anwendbarkeit der Peritonealdialyse außerhalb der speziellen Dialysezentren.

Da sich das Prinzip, die physikochemischen Vorgänge und die Auswirkungen auf den Organismus bei der Peritonealdialyse und bei der Haemodialyse weitgehend gleichen, sind die Indikationen zur Anwendung beider Dialyseverfahren grundsätzlich identisch. Wie bei der Haemodialyse handelt es sich also bei der Peritonealdialyse auch um

1. akute Dialyse-Indikationen und
2. chronische Dialyse-Indikationen.

Einige der sie auslösenden Krankheitsbilder sind in Tabelle 1 aufgeführt.

Tabelle 1. *Dialyse-Indikationen*

A. Akute Dialyse-Indikationen		
1. Akute Uraemie	durch	akutes Nierenversagen postrenale Harnabflußstörung u. a.
2. Akute Exacerbation chron. Nephropathien	durch	reversible prärenale, renale oder postrenale Störungen
3. Akute Intoxikationen		
a) exogen	durch	Schlafmittel u. a. Leberkoma (?)
b) endogen		a. i. Porphyrie (?)
4. Therapieresistente Oedeme	durch	Herzinsuffizienz, Nephrot. Syndrom, Lebercirrhose
B. Chron. Dialyse-Indikationen		
im Endstadium chron. destruierender Nierenprozesse		
1. Chron. intermitt. Dauerdialysbehandlung		
2. Vorbereitung und Überbrückung von Nierentransplantationen		

Gelten aber für beide Behandlungsmethoden grundsätzlich die gleichen Indikationen, welches Dialyseverfahren soll dann bei dem einzelnen Kranken in der gegebenen Situation eingesetzt werden?

Die in Tabelle 1 schematisch aufgeführten Differential-Indikationen spiegeln die Vor- und Nachteile der beiden Methoden wieder [2].

Die absolute Indikation eines Verfahrens ist jeweils dann gegeben, wenn die andere Methode nicht angewendet werden kann. Bestehen z. B. ausgedehnte Bauchfellverwachsungen, so bleibt zur Dialysebehandlung nur die künstliche Niere. Oder liegt eine allgemeine Blutungsneigung vor, ist die Peritonealdialyse wesentlich risikoärmer. Die absoluten Indikationen sind selten. Meistens könnte man beide Dialyseverfahren anwenden. Entscheidend ist dann die Frage, welcher Dialyseeffekt erwünscht ist und wie er für den Kranken am schonendsten erreicht werden kann. Auf dem Schema sind solche relativen Differential-Indikationen eingetragen, wobei die Pfeile angeben, zu welchem Dialyseverfahren sie tendieren.

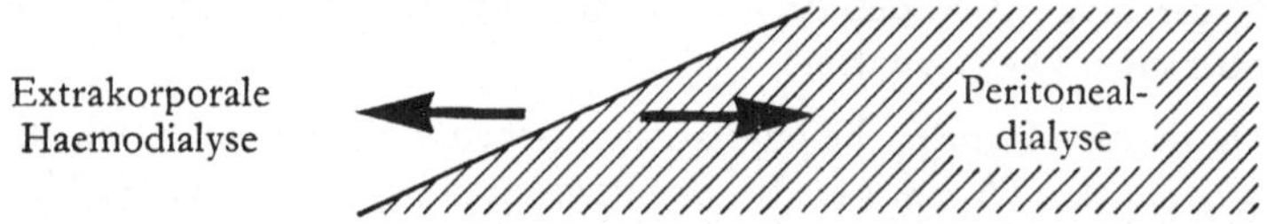

Extrakorporale Haemodialyse ◄— —► Peritonealdialyse

Absolute	Relative	Absolute Indikation
Bauchfell-Verwachsungen	Kindes-Säuglingsalter, Senium ►	keine Gefäßkanülierung möglich
Gedeckte Peritonitis	◄ Starker n. Op. u. Traumen	Unverträglichkeit von Fremdblut
Frische diffuse Bauchverletzungen	intra-postop. Blutungsgefahr ►	Allgemeine Blutungsgefahr
	Herz-Kreislauf-Störungen ►	
	◄ Rasche Korrektur von Störungen des „Milieu interne“	
	Vermeidung des Dysäquilibrium-syndroms ►	

Im Einzelfall müssen diese Gesichtspunkte gegeneinander abgewogen werden. Hinzu kommen noch organisatorische und personelle Erwägungen. Hervorzuheben ist, daß eine diffuse Peritonitis oder eine frische Laparotomie keine Kontraindikationen der Peritonealdialyse darstellen, aber gelegentlich besondere technische Probleme aufwerfen. Muß unmittelbar postoperativ dialysiert werden, bitten wir den Chirurgen, uns den Peritonealkatheter schon beim Bauchdeckenverschluß einzunähen.

Weitere Improvisationsmöglichkeiten zeigt folgendes Beispiel: Bei einem Patienten mit traumatischer Darmruptur, nachfolgender diffuser Peritonitis und einer 2 Tage alten Darmresektion schoben wir den Peritonealdialysekatheter neben den liegenden Drainagen in die Bauchhöhle vor. Die kontinuierlich instillierte Spüllösung lief durch die Drainagen ab. An die seitliche Bauchwand, unterhalb der Drainageöffnungen hatten wir eine wasserdichte Folie geklebt, um die ausfließende Spüllösung quantitativ auffangen zu können. Auf diese Weise ließ sich ein befriedigender Dialyseeffekt erzielen.

Bei gleicher Wirkungsweise und gleichen Indikationen ist ebenfalls eine Übereinstimmung der Behandlungsergebnisse beider Dialyseverfahren zu erwarten. Wie bei anderen Zentren zeigen auch unsere eigenen Erfahrungen, die auf insgesamt über 1100 Haemodialysen und über 1400 Peritonealdialysen gründen, daß die Peritonealdialyse der Haemodialyse nahezu gleichwertig ist. Lediglich bei schweren Intoxikationen und hochgradig katabolen Stoffwechselsituationen beim akuten Nierenversagen ist die Haemodialyse der Peritonealdialyse überlegen, weil sie in kürzerer Zeit eine größere Menge dialysabler Substanzen aus dem Körper zu eliminieren vermag. Ferner ist die Peritonealdialyse bei der Dauerdialysebehandlung im Nachteil. Früher oder später treten nämlich Bauchfellverwachsungen auf und verhindern weitere Behandlungen. Im Gegensatz dazu kommt der Peritonealdialyse eine besondere Bedeutung bei akuten Indikationen im Kindes- oder Greisenalter und bei kardial dekompensierten Kranken zu. Als besonders vorteilhaft hat sich die Peritonealdialyse beim postoperativen oder posttraumatischen akuten Nierenversagen erwiesen, weil gerinnungshemmende Maßnahmen entfallen.

Wie auch die Haemodialyse ist die Peritonealdialyse aber keineswegs frei von Komplikationen. Alle Einzelvorgänge der Peritonealdialyse, die Punktion der Bauchhöhle, die Wechsel der Spüllösung und die Vorgänge der Dialyse selbst, sind mit Gefahren verknüpft.

Da die klinische Wertigkeit der resultierenden Störungen unterschiedlich ist, haben wir uns bei einer Auswertung der Protokolle unserer ersten 1200 Peritonealdialysen [5] gefragt, wieviel Behandlungen von klinisch schwerwiegenden Komplikationen begleitet waren. Als solche wurden gewertet:

1. Allgemeine Störungen, insbesonders kardiovaskuläre oder gastrointestinale Erscheinungen, die aus klinischen Gründen ein vorzeitiges Abbrechen der jeweiligen Dialyse bedingten,
2. Peritonitis,

3. Schwere Blutungen aus dem Stichkanal,
4. Unüberwindliche Katheterkomplikationen, die die Weiterführung der Peritonealdialyse endgültig unmöglich machten.

Während leichtere Begleitstörungen bei 41% der Behandlungen auftraten, waren insgesamt 127, also 10,6% aller Peritonealdialysen von klinisch schwerwiegenden Komplikationen begleitet. Dieser Prozentsatz steht in Übereinstimmung mit der Angabe von Maher u. Schreiner, die in 11% ihrer Peritonealdialysen Komplikationen beobachtet haben [7]. Bei 6 unserer Patienten zwangen die Komplikationen zu einer Laparotomie, an deren Folgen 2 Kranke verstarben. Außerdem mußten wir wegen der eingetretenen Komplikationen bei 7 akuten und 10 chronischen Peritonealdialyse-Patienten, also in 19, bzw. 23% der Patienten von der Peritonealdialyse zur Haemodialyse überwechseln. Umgekehrt war dies aus klinischen Gründen insgesamt nur bei 5 von 119 Haemodialyse-Patienten, also in etwa 4% erforderlich.

Wie ist nun zusammenfassend die Frage nach der Anwendbarkeit der Peritonealdialyse außerhalb spezieller Dialysezentren zu beantworten?

Diese Frage ist umso schwerwiegender, als hinter ihr die Diskrepanz zwischen der Zahl und der Behandlungskapazität der Dialysezentren und dem wirklichen Bedarf an Dialysebehandlungen steht.

Die Möglichkeit, diesem Problem durch den Einsatz der Peritonealdialyse in Kliniken und Krankenhäusern ohne besondere Dialyseabteilung abzuhelfen, wird unterschiedlich beurteilt. Dem einen Extrem, die Peritonealdialysen auf die Zentren zu begrenzen [2, 3], stehen optimistische Äußerungen entgegen, nach denen die Peritonealdialyse aufgrund ihrer einfachen Technik auch in den kleinsten Krankenhäusern jederzeit ohne Gefahr anwendbar sei.

Aufgrund der wiedergegebenen Erfahrungen muß aber in 10% der Behandlungen mit schweren Komplikationen gerechnet werden. Bei etwa jedem fünften Patienten muß die Behandlung deshalb von Peritonealdialysen auf Haemodialysen umgestellt werden. Darüber hinaus sind aber die grundsätzlichen Erfahrungen zu bedenken, die in Schweden gemacht wurden. Wie Alwall [1] mitgeteilt hat, liegt die Letalität des akuten Nierenversagens in Krankenhäusern, in denen nur gelegentlich Dialysebehandlungen durchgeführt werden, um 30% höher als in den großen Dialysezentren, die über eine entsprechende Erfahrung in der gesamten klinischen Behandlung solcher Kranker verfügen.

Den anhängigen Problemen wird man somit weder durch zu strenge Begrenzung der Peritonealdialyse noch durch ihre kritiklose Einführung in alle beliebigen Krankenhäuser gerecht. In Übereinstimmung mit anderen Autoren [6, 8] scheint uns eine Zusammenarbeit zwischen den Kliniken und Krankenhäusern und den Dialysezentren wünschens- und erprobenswert, wie im folgenden Schema dargestellt ist (Abb. 1):

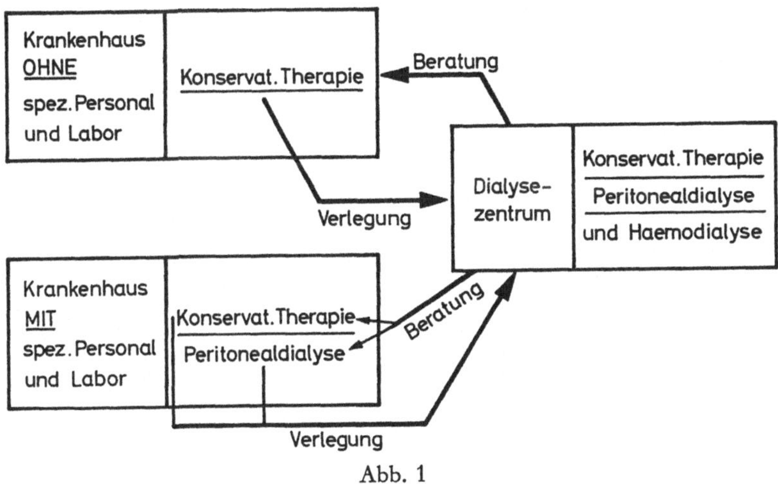

Abb. 1

Beim Drohen einer akuten Dialyse-Indikation soll die konservative Therapie schon in Beratung und Abstimmung mit dem Dialysezentrum erfolgen. Sind ihre Möglichkeiten erschöpft, muß der Kranke frühzeitig ins Dialysezentrum verlegt werden, wenn in dem betreffenden Krankenhaus die Voraussetzungen zur Durchführung von Peritonealdialysen nicht gegeben sind. Stehen aber ein speziell geschultes Personal sowie entsprechende Laboratoriumsmöglichkeiten zur Verfügung, kann eine Peritonealdialysebehandlung eingeleitet und durchgeführt werden. Wiederum soll die gesamte klinische Behandlung in Abstimmung mit dem Dialysezentrum durchgeführt werden, um dessen besondere Erfahrungen zu nützen. Eine Verlegung von Kranken ins Dialysezentrum ist aber auch aus solchen Krankenhäusern angezeigt,

1. sofort, wenn schwere Intoxikationen oder schwere Fälle von akutem Nierenversagen vorliegen, für die die Peritonealdialyse zu wenig effektiv ist und die häufige und kurz aufeinanderfolgende Dialysen erfordern, sowie
2. nach eingeleiteter Peritonealdialyse, wenn sich die Behandlung als unzureichend erweist oder wenn Komplikationen ihre Weiterführung unmöglich machen.

Literatur

1. Alwall, N.: Organisatorische Probleme in der Behandlung chronisch Nierenkranker mit der Haemodialyse oder der Nierentransplantation. II. Symposion über laufende Probleme der Dialyseverfahren und der Niereninsuffizienz, Innsbruck, 23.–25. 2. 1967.

2. Jutzler, G. A.: Zur Technik, klinischen Durchführung und Indikation der Peritonealdialyse. Mels. Med. Mitt. **39**, Heft 104, 20–26 (1965).
3. —, A. I. Willeit u. M. M. Fark: Indikationen und Ergebnisse der Dialysebehandlung. Künstliche Niere und Peritonealdialyse. Anaesth. Praxis **1**, 66–77 (1966).
4. —, G. Traut, F. Schröder u. H. Kramer: Erfahrungen mit der Dialysebehandlung bei akuter und chronischer Nierensuffizienz. Urologe **6**, 32–37 (1967).
5. —, F. Schröder, H. J. Kramer, G. Traut u. K. G. Bonatz: Komplikationen und Gefahren der Peritonealdialyse. In: „Peridonealdialyse". Hrsg. v. F. Scheler. München-Berlin-Wien: Urban & Schwarzenberg, 1967, S. 227–238.
6. Kessel, M., R. Baethke, I. Bennhold, I. C. Fernandez, L. Molina u. A. Scholz: Einführung in die Peritonealdialyse. Mels. Med. Mitt. **41**, Suppl. I (1967).
7. Maher, J. F., and G. E. Schreiner: Hazards and complications of dialysis. New England J. Med. **273**, 370 (1965).
8. Scheler, F.: Einführung. In: Peritonealdialyse, S. 1. Hrsg. v. F. Scheler. München-Berlin-Wien: Urban & Schwarzenberg 1967.

Erfahrungen mit der Magendialyse

Von **J. Eichler** und **E. Teubner**

Aus der Zentralen Anaesthesie-Abteilung (Leiter: Priv.-Doz. Dr. J. Eichler) an der Chirurgischen Klinik (Direktor: Prof. Dr. H. Remé) der Medizinischen Akademie Lübeck

In zunehmendem Maße wird neben der extrakorporalen auch die Peritonealdialyse angewendet. Beide Verfahren besitzen ihren unbestreitbaren Wert, aber sie sind technisch wie finanziell aufwendig und bergen auch Gefahren in sich.

Bereits 1929 konnten Watanabe u. a. nachweisen, daß die Schleimhaut des Magens Stickstoffsubstanzen aus dem Blut ausscheidet, und Steinitz stellte fest, daß der Reststickstoffgehalt des Magensaftes mit dem des Blutes parallel geht. 1952 hat Remé den Gedanken der Magendialyse wieder aufgegriffen und klinisch erprobt. Publikationen über die Magendialyse liegen auch 1959 von Schloerb und 1960 von Marr u. Mitarb. vor. Schloerb perfundierte anfangs die proximale Hälfte des Dünndarms, entschied sich später aber für die Magendialyse, da wegen der größeren Oberfläche ein besserer Flüssigkeitsaustausch möglich ist als bei der Dünndarmdialyse.

Die *Technik* der Magendialyse ist einfach: Eine zweiläufige, 115 cm lange, Dialysensonde aus Gummi mit einer Stärke von Charrière 15, wird pernasal in den Magen eingeführt. Während durch den zuführenden Schenkel die Dialysenflüssigkeit einläuft, wird sie durch den abführenden Teil infolge Heberwirkung abgesaugt. So liegt der Vorteil der Magendialyse vor allem in der Einfachheit ihrer Anwendung. Da keine zusätzliche Kreislaufbelastung auftritt, kann die Magendialyse auch bei alten und bei Patienten in schlechtem Allgemeinzustand durchgeführt werden. Die liegende Magensonde stellt für den Patienten weder eine physische noch eine psychische Belastung dar. Nach Aussagen eines Kollegen, der mehrfach mit der Peritonealdialyse behandelt worden war, kann diese subjektiv außerordentlich unangenehm sein. Bei der Magendialyse besteht auch nicht die Gefahr einer Blutungsneigung (wie bei der extrakorporalen), noch die des Eiweißverlustes oder der Peritonitis (wie bei der Peritonealdialyse).

Die *Menge der Dialysenflüssigkeit* beträgt im Minimum 4000 ml an isotonischer Kochsalzlösung pro die. Damit gelingt es, etwa 150 mg% des Rest-N zu senken, d. h. etwa 6 g Harnstoff zu eliminieren. Die tägliche Harnstoffausscheidung eines Gesunden beträgt 20–40 g; sie kann beim Kranken in weiten Grenzen schwanken, von 9–60 g. Aus dieser Sicht betrachtet erscheint die durch die Magendialyse eliminierte Menge an Harnstoff gering. Die klinische Erfahrung zeigt aber, daß durch die zusätzliche Harnstoffausscheidung über den Magen ein deutlicher „Startereffekt“ auf die Nierentätigkeit ausgeübt wird. Die Senkung des Rest-N geht durch die Magendialyse also nur relativ langsam vor sich, sie erstreckt sich über mehrere Tage. Bei uns betrug die Dauer der Dialyse zwischen 3 und 12, im Durchschnitt 6 Tage.

Zur Vermeidung einer Elektrolyteverschiebung, vor der in früheren Publikationen gewarnt wurde, ist es notwendig, alle 1–2 Tage die Werte der Serumelektrolyte zu kontrollieren.

Als *Indikationen* für die Magendialyse sehen wir an:

1. Jede Form des postoperativen und posttraumatischen Nierenversagens. (Die Magendialyse ist auch nach einer Laparotomie möglich.)
2. Langzeitbehandlungen bei chronischen Urämien.

Kontraindikationen gegen die Magendialyse sind:

1. Ulcus ventriculi oder duodeni
2. Oesophagusvarizen

Grenzindikationen sind:

1. akute Rest-N-Steigerungen über 200 mg%
2. Serum-Kalium-Werte über 7 mÄq/l.

Da an der Medizinischen Akademie Lübeck auch die Möglichkeit der extrakorporalen Dialyse besteht, entscheiden wir uns dann für die Durchführung eines der beiden anderen Dialyseverfahren.

Die Magendialyse bleibt – wie auch die anderen Dialyseverfahren – eine symptomatische Therapie. Da das Grundleiden der Patienten über Heilung oder chronischen Verfall entscheidet, werden Dialyseverfahren, trotz vorübergehender Senkung des Rest-N, in einem Teil der Fälle keine entscheidende Besserung bringen können.

An der Chirurgischen Klinik der Medizinischen Akademie Lübeck wird die Magendialyse seit 1955 routinemäßig durchgeführt. Neben einer Zahl von Dialysen, die vor Gründung der MAL leider statistisch nicht erfaßt wurden, hat Teubner 22 ausgewählte Fälle systematisch durchgeführter Magendialysen bei besonders schweren Krankheitsbildern zusammengestellt. Ihm verdanke ich die Unterlagen und Diapositive.

Nach diesen Auswertungen war der Erfolg in einem Drittel der Fälle bleibend, in einem weiteren Drittel konnte die Urämie für Wochen bis Monate beherrscht werden, während die übrigen Patienten ihrem Grundleiden erlagen.

Zwei Beispiele aus der Aufstellung von TEUBNER mögen die Wirkung der Magendialyse demonstrieren:

1. Patient H., K., 58 J.; Diagnose: Appendizitis perforata mit diffuser eitriger Peritonitis; anschließend paralytischer Ileus.

Rest-N-Anstieg bis auf 200 mg% am 8. postop. Tag. Nach 6tägiger Magendialyse war der Rest-N auf normale Werte zurückgegangen.

2. Patientin M., Z., 66 J.; Diagnosen: 1952 Nephrektomie re. 1966 Operation eines Nierenbeckenausgußsteines in der li. Restniere.

Postop. Anstieg des Rest-N auf 220 mg%. Senkung des Rest-N durch 12tägige Magendialyse auf 100 mg%, danach spontan langsamer Rückgang auf Normalwerte.

Wir glauben, daß die Magendialyse vor allem dort ihren Wert hat, wo

1. die extrakorporale oder die Peritonealdialyse noch nicht indiziert erscheint bzw. durch die Magendialyse erspart werden kann. Wir machen in jedem Fall erst den Versuch einer Magendialyse.
2. den Patienten wegen Alters oder schlechten Allgemeinzustandes die anderen Dialyseverfahren nicht zugemutet werden können und
3. weder die Möglichkeit der Durchführung der Peritoneal- noch der extrakorporalen Dialyse besteht.

Wegen der Einfachheit der Durchführung und wegen des geringen technischen und finanziellen Aufwandes ist die Magendialyse auch in jedem kleinen Krankenhaus jederzeit durchführbar. Dies sehen wir als den entscheidenden Vorteil der Methode an.

Literatur

MARR, TH., J. M. BURNELL, and B. H. SCRIBNER: Gastrodialysis in the treatment of acute renal failure. J. Clin. Invest. **39**, 653—661 (1960).

REMÉ, H.: Persönl. Mitteilung.

SCHLOERB, P. R.: Dialysis of gastric secretion in vivo, Surgery, gyn. obsetr. **111**, 531—539 (1960).

— The management of uremia by perfusion of the isolated proximal half of the small intestine in the human. J. urology **81**, 49—55 (1959).

— Enterodialysis, an approach to the problem of renal substitution. Surgical Forum: Climacal Congress 1955. Vol. VI p. 58 Chicago: American College of Surgeons 1956.

—, B. J. FRIIR-HANSEN, J. S. EDELMANN, A. K. SOLOMON, and F. D. MOORE: The measurement of total body water in the human subject by deuterium oxide dilution. J. clin. invest. **29**, 1296 (1950).

STEINITZ, H.: Der Magen als vikariierendes Exkretionsorgan bei Niereninsuffizienz. Klin. Wschr. **I**, 949 (1927).

WATANABE, K.: Über die histochemische Untersuchung des Harnstoffes mit besonderer Berücksichtigung der Resorption und Ausscheidung desselben durch den Verdauungskanal. Trans. Jap. Path. Soc. **19**, 120 (1929).

Die Behandlung des akuten Nierenversagens unter besonderer Berücksichtigung der Dialysemethoden

Von **W. Vogel, V. Heinze, J. Freiberg** und **K. F. Kilian**

Aus dem Institut für Anaesthesiologie der Universitätskliniken (Direktor: Prof. Dr. K. Wiemers) und der Medizinischen Universitäts-Poliklinik Freiburg i. Br. (Direktor: Prof. Dr. H. Sarre)

Kennzeichen des akuten Nierenversagens (ANV) sind eine plötzlich auftretende Oligo-Anurie und rasch fortschreitende Urämie als Folge eines akuten Nierenparenchymschadens. Die Symptomatologie dieses Syndroms ist trotz seiner vielfältigen Ätiologie einheitlich. Die Nierenläsion ist in der überwiegenden Zahl der Fälle reparabel, sodaß nach einer polyurischen Reparationsphase die vollständige Heilung erreicht werden kann. Selbst wenn das akute Nierenversagen eine vorgeschädigte Niere trifft, kann bei Überstehen des akuten Ereignisses erwartet werden, daß sie ihr früheres Leistungsniveau wieder erreicht.

Pathogenetisch spielen der Blutdruckabfall und die Hypovolämie in den meisten Fällen eine entscheidende Rolle. Die wichtigsten Ursachen, die zum Schock und damit zum Nierenversagen führen können, sind

a) Blutvolumenverminderung und Blutdruckabfall,

b) Hämolyse und Myolyse bei ausgedehnten Verletzungen und Quetschungen (Crush), fehlerhafte Bluttransfusion, elektrischen Unfällen, Vergiftungen, Ertrinken im Süßwasser (Hämolyse) u. a.,

c) Kochsalzmangel und Exsiccose bei starkem Erbrechen, Durchfall und Verbrennungen sowie

d) endogene und exogene Intoxikationen, z. B. bei Ileus, Peritonitis, schweren Infektionen und Vergiftungen mit Chemikalien, Nahrungsgiften und Arzneimitteln.

Klinisch wird das akute Nierenversagen in vier Stadien eingeteilt. Das erste Stadium bezeichnet man als Entwicklungs- oder Schädigungsphase. Die Diurese nimmt allmählich ab. Die harnpflichtigen Substanzen und das Kalium im Serum sind noch normal. Das folgende Stadium, die oligoanurische Phase, dauert etwa 6–14 Tage an. Die tägliche Harnmenge liegt zwischen 0–400 ml. Der Anstieg des Rest-N bzw. Harnstoffs, des Kreatinins und des Kaliums im Serum hängt z. B. von der Schwere des Crush-Syndrom oder vom Ausmaß der Hämolyse bzw. Myolyse ab. Die Kaliumintoxikation und die Tonuserhöhung der glatten und quergestreiften Muskulatur sowie des Myokards können sehr rasch das klinische Bild beherrschen. Bei einer Hyperkaliämie von 7 mval/l (EKG!) droht die Gefahr des akuten Herztodes. Auch die metabolische Acidose entwickelt sich innerhalb weniger Stunden. Als drittes Stadium folgt die polyurische oder Restitutionsphase mit täglichen Harnmengen von 3–12 l und allmählichem Rückgang der Azotämie. Schließlich wird in der meist 6–9 Monate dauernden Erholungsphase eine vollständige Wiederherstellung der Nierenfunktion erreicht.

Wichtigste Voraussetzung für die erfolgreiche Therapie des akuten Nierenversagens ist seine frühzeitige Erkennung bei allen gefährdeten Patienten, besonders bei Frischoperierten und Verletzten. Es muß daher routinemäßig die Flüssigkeitszufuhr und -ausfuhr exakt bilanziert und auch protokolliert werden. Die Urinausscheidung soll in der unmittelbaren postoperativen bzw. posttraumatischen Phase 30 ml/Std nicht unterschreiten. Sinkt sie unter diesen Wert ab, so ist zu prüfen, ob die Oligurie Folge eines Flüssigkeitsdefizits ist oder schon als Hinweis auf ein drohendes Nierenversagen gedeutet werden muß. Regelmäßige Kontrollen des Blutdrucks, des Hämoglobins, der Erythrozyten, des Hämatokrits, des Serumeiweiß, des zentralen Venendrucks und des Blutvolumens helfen bei der Aufdeckung eines Volumenmangels. Das spezifische Gewicht des oligurischen Harns ist bei intakter Nierenfunktion höher als 1015, die Natrium-Konzentration unter 30–40 mval/l, der Harnstoffgehalt größer als 1 g%. Der Rest-N bzw. Harnstoff kann erhöht (extrarenale Azotämie) sein, das Kreatinin ist normal. Im Gegensatz hierzu ist bei der Oligurie des ANV das spezifische Gewicht des Harns niedriger als 1015, sein Natriumgehalt liegt über 30-40 mval/l, Rest-N, Kreatinin und Kalium im Serum steigen an.

Zur weiteren Differentialdiagnose wird der Mannitoltest durchgeführt. Es werden in 5 min etwa 75 ml einer 20%igen Mannitollösung (z. B. Osmofundin) infundiert. Steigt daraufhin die Urinproduktion auf mehr als 40 ml/Std an, so kann angenommen werden, daß nur eine „funktionelle Störung" vorliegt. Unter gleichzeitiger Korrektur des Flüssigkeitsdefizits kann nun 10%iges Mannitol infundiert werden, bis die Urinausscheidung 100 ml/Std erreicht. Ein ähnlicher Effekt kann auch mit 1–2 Ampullen Furosemid (Lasix) i. v. erreicht werden. Fällt der Mannitoltest negativ aus, d. h. die Urinausscheidung liegt unter 40 ml/Std, so droht ein ANV. Weitere Mannit-Infusionen sind jetzt zwecklos und gefährlich, da es durch die osmotisch bedingte Hypervolämie zum Herzversagen und Lungenoedem kommen kann.

In der oligo-anurischen Phase stehen die Begrenzung der Flüssigkeitszufuhr, die Prophylaxe und Behandlung der Kaliumintoxikation und der metabolischen Acidose im Vordergrund der Therapie. Die Flüssigkeitszufuhr wird bemessen nach der Urinausscheidung und sonstigen Sekretverlusten. Hinzu kommen noch ca. 500 ml als Ausgleich des täglichen Wasserverlustes.

Durch orale Gaben oder rektale Applikation des Kationenaustauschers Resonium A kann in vielen Fällen ein bedrohlicher Anstieg des Serumkaliums verhindert werden. 1 g Resonium A bindet im Darm etwa 1 mval Kalium und scheidet es mit dem Stuhl aus. In akut lebensbedrohlichen Fällen, d. h. bei einem Kaliumspiegel von 7 mval/l können bis zum Einsetzen der Wirkung des Resonium A 10–30 ml einer 2–5 %igen Kochsalzlösung injiziert oder aber auch etwa 200 ml einer 40 %igen Glukoselösung mit 40 Einheiten Alt-Insulin infundiert werden. Der Effekt tritt rasch ein, hält aber nur kurz an.

Die Korrektur der metabolischen Acidose wird entsprechend den Säure-Basenverhältnissen mit Natriumbikarbonat oder noch besser mit THAM nach den gültigen Regeln durchgeführt.

Besondere Sorgfalt ist darüber hinaus der Allgemeinbehandlung zu widmen. Wegen der erhöhten Infektionsgefahr sind Antibioticagaben unter Vermeidung von potentiell nephrotoxischen Substanzen (z. B. Sulfonamide, Streptomycin, Tetracycline, besonders Pyrrolidin-Tetracyclin, Polymyxin B, Colistin, Neomycin, Kanamycin u. a.) erforderlich. Auf die Dosierungsvorschläge von HÖFFLER sei hingewiesen. Diätetisch ist eine Kalorienzufuhr von etwa 2000 Kalorien anzustreben. Bei stärkerer Anämie und stärkerem Plasmamangel sind Blut und Plasma zu geben. Schließlich muß bei Patienten mit einer respiratorischen Insuffizienz eine maschinelle Beatmung durchgeführt werden.

In der dritten, der polyurischen Phase, mit Urinausscheidungen von 3–9 und mehr Litern pro Tag muß die Flüssigkeitszufuhr den steigenden Urinmengen angepaßt werden. Kalium, Natrium und Chlorid müssen jetzt entsprechend der Ausscheidung substituiert werden, um ein erneutes Nierenversagen infolge Kochsalzmangel zu vermeiden.

Kann das akute Nierenversagen mit diesen konservativen Maßnahmen nicht beherrscht werden, so müssen Dialyseverfahren angewendet werden. Als Indikationen zur Dialyse gelten

1. ein Anstieg des Rest-N bzw. Harnstoff über 150 bzw. 300 mg%, des Kreatinins über 15 mg% und eine länger als 3–4 Tage anhaltende Oligo-Anurie,

2. ein sog. hyperkataboles akutes Nierenversagen, z. B. beim Crush-Syndrom,

3. eine konservativ nicht beherrschbare Hyperkaliämie (Grenzwert 6,5 mval/l),

4. hinzukommende Komplikationen oder Zweiterkrankungen (z. B. Pneumonie), besonders bei alten Patienten und

5. eine akute oligo-anurische Niereninsuffizienz unklarer Genese.

Eigenes Krankengut

Von 1954 bis Juni 1967 wurden in Zusammenarbeit zwischen der Med. Poliklinik und der Chirurg. Univ. Klinik Freiburg 128 Patienten mit Dialysemethoden behandelt. Bei 126 Patienten lag ein akutes Nierenversagen oder eine obstruktive Nephropathie mit akuter Oligo-Anurie und Azotämie vor. 2 Patientinnen wurden wegen schwerer Schlafmittelintoxikationen dialysiert.

Die Indikationen zur Dialysebehandlung zeigt Tabelle 1:

Tabelle 1. *Indikationen zur Anwendung der Dialyse bei 128 Patienten (1954-1967)* (ANV = akutes Nierenversagen)

Gruppe	Patientenzahl	männlich	weiblich
1. ANV nach Operationen	34 (=27 %)	20	14
2. ANV nach Traumen	19 (=15 %)	18	1
3. Nephrotoxisches ANV	24 (=19 %)	7	17
4. ANV bei Glomerulonephritis	15 (=12 %)	9	6
5. Posteklamptisches ANV	8 (= 6 %)	—	8
6. ANV sonstiger Ursachen	19 (=15 %)	9	10
Akute Urämie bei obstruktiver Nephropathie	7 (= 6 %)	5	2
Schlafmittelvergiftungen	2	—	2

In die Gruppe des posttraumatischen ANV wurden 2 Patienten mit Verbrennungen von 50 % bzw. 80 % der Körperoberfläche einbezogen.

Die Gruppe 3 umfaßt auch das ANV nach Fehltransfusionen und Seifenaborten.

Bei 10 Patienten der Gruppe 4 lag der akuten Urämie eine subakute Glomerulonephritis zugrunde.

Gruppe 6 enthält 8 Patienten mit ANV bei schweren Allgemeininfektionen, Pankreatitis, Cholecystitis und 7 Patienten, bei denen die Ursache des ANV nicht geklärt werden konnte.

Die Gruppe der obstruktiven Nephropathien haben wir wegen ihrer grundsätzlich anderen Pathogenese von dem eigentlichen ANV getrennt aufgeführt.

Folgende Zahlen charakterisieren den Zustand der Patienten bei Beginn der Dialysebehandlung:

Über $^1/_3$ der Kranken wurde deutlich überwässert eingeliefert. 31 Patienten (= 25 %) waren bei der Aufnahme komatös. Der Rest-N lag im Durchschnitt vor der ersten Dialyse bei 215 mg%, das Kreatinin bei 12,8 mg% und das Serum-Kalium bei 6,0 mval/l. Die für die einzelnen Gruppen ermittelten Werte sind in Tabelle 2 zusammengestellt.

Tabelle 2. *Durchschnittsalter, Mittelwerte des Rest-N, Kreatinins und Kaliums im Serum zu Beginn der Dialysebehandlung*

Gruppe	Alter	Rest-N mg %	Kreatinin mg %	Kalium mval/l
1. ANV nach Operationen	37,6	210	12,4	5,6
2. ANV nach Traumen	27,0	211	15,0	6,4
3. Nephrotoxisches ANV	36,5	150	14,2	6,0
4. ANV bei Glomerulonephritis	35,6	221	18,0	6,2
5. Posteklamptisches ANV	30,8	144	11,7	6,2
6. ANV sonstiger Ursachen	46,8	224	10,2	5,8
Akute Urämie bei obstruktiver Nephropathie	59,1	159	9,5	6,4

Die Indikation zur Dialysebehandlung wurde bei $^2/_3$ der Patienten wegen der Schwere des Urämie-Syndroms gestellt. $^1/_5$ der Patienten mußte wegen der drohenden Kaliumintoxikation und die übrigen Patienten wegen der Überwässerung bzw. wegen des Vorliegens eines sog. hyperkatabolen Nierenversagens mit Rest-N-Anstieg über 30 mg %/die dialysiert werden.

Bei den 128 Patienten wurden insgesamt 309 Dialysen – 254 extrakorporale Hämodialysen und 55 Peritonealdialysen – durchgeführt.

Von 1954–1965 verwendeten wir in allen Fällen die extrakorporale Hämodialyse mit Spulendialysatoren. Später wurden, vor allem bei kreislaufgefährdeten Patienten, auch Plattendialysatoren eingesetzt. Seit 1964 wenden wir in zunehmendem Maße zur Behandlung des ANV zunächst die Peritonealdialyse an.

Von den 128 dialysierten Patienten verstarben 60, die Gesamtletalität betrug also 47%. Die Letalität der einzelnen Gruppen zeigt Tabelle 3.

Tabelle 3. *Letalität*

Gruppe	Zahl der Patienten	verstorben	Letalität
1. ANV nach Operationen	34	14	41 %
2. ANV nach Traumen	19	11	58 %
3. Nephrotoxisches ANV	24	8	34 %
4. ANV bei Glomerulonephritis	15	11	73 %
5. Posteklamptisches ANV	8	4	50 %
6. ANV sonstiger Ursachen	19	9	48 %
Akute Urämie bei obstruktiver Nephropathie	7	3	43 %

Die überlebenden 62 Patienten mit ANV (= 52%) erreichten im Durchschnitt nach 13 Tagen und 2,2 Dialysen die polyurische Phase. Ihre Rest-N-Werte normalisierten sich innerhalb 22,2 Tagen. Bleibende Nierenschäden, besonders eine progrediente Nephropathie als Folge des ANV konnten in keinem Fall nachgewiesen werden.

57 Patienten mit ANV (= 48%) verstarben, davon 48 in der oligoanurischen, 9 in der polyurischen Phase. Todesursache war bei 14 Patienten der Nierenschaden mit seinen unmittelbaren Folgen. 43 Patienten erlagen dem Grundleiden bzw. einer von der Nierenschädigung unabhängigen Komplikation.

Von 7 dialysierten Patienten mit obstruktiver Nephropathie starben 3. Die 2 Patientinnen, die wegen ihrer schweren Schlafmittelvergiftung zur rascheren Eliminierung der Barbiturate dialysiert wurden, überlebten.

Diskussion und Zusammenfassung

Von 1954–1967 wurden 126 Patienten wegen einer akuten Urämie und 2 Patienten wegen einer schweren Barbituratvergiftung mit Dialysemethoden behandelt. Bei 119 Patienten ging die Niereninsuffizienz auf ein ANV zurück. Akute Urämien nach Operationen überwogen mit 27% deutlich. Dem ANV lag bei 33% der Patienten ein chirurgisches, bei 28% ein internistisches, bei 17% ein gynäkologisches und bei 9% ein urologisches Krankheitsbild zugrunde.

Hervorzuheben ist, daß das postoperative ANV bei $^1/_4$ der von auswärts eingewiesenen Patienten nach kleineren Eingriffen, z. B. Appendektomien und Herniotomien, aufgetreten ist. Abb. 1 zeigt hierzu ein Beispiel. Das Nierenversagen des 10jährigen Kindes konnte erst nach 7 extrakorporalen Hämodialysen behoben werden.

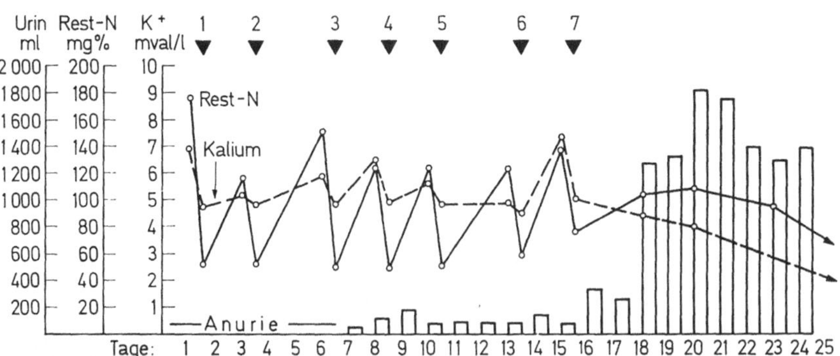

Abb. 1. P. B., 10 Jahre, ♀. 3 Tage vor der Aufnahme Appendektomie → intraoperat. Kollaps → 2 Tage später komplette Anurie (kein Hinweis auf obstruktive Nephropathie oder akute Glomerulonephritis)

Über 90% der Patienten mit postoperativem ANV wurden von auswärts durchschnittlich erst 5 Tage nach dem auslösenden Ereignis präkomatös bis komatös, in überwässertem Zustand nach frustranen Behandlungsversuchen mit Wasserstößen oder „Nierenstarter"-Lösung und mit einem durchschnittlichen Rest-N von 210 mg überwiesen. Diese Zahlen dokumentieren den schlechten Zustand der Patienten zu Beginn der Dialysebehandlung. Es war in den meisten Fällen nicht möglich, die Indikation zur extrarenalen Entschlackung im Sinne der prophylaktischen Dialyse zu stellen. Die Letalität dieser Gruppe entspricht mit 41% den Angaben anderer Autoren.

In der Gruppe des posttraumatischen Nierenversagens überwogen die Verkehrsunfälle. Das Crush-Syndrom war in $^1/_3$ der Fälle mit einem schweren Schädel-Hirn-Trauma kombiniert. Die Schwere der Verletzungen mag die Ursache dafür gewesen sein, daß diese Patienten frühzeitiger zu uns überwiesen wurden, als die der Gruppe mit postoperativem ANV. Trotzdem lag der durchschnittliche Rest-N-Wert mit 211 mg% zu Beginn der Dialysebehandlung auf gleicher Höhe, das Serum-Kalium um 0,8 mval/l höher, da bei den meisten dieser Patienten ein hyperkataboles ANV mit Rest-N-Anstiegen von über 30 mg%/die bestand. Daraus ergaben sich auch für die Dialysebehandlung Konsequenzen. Seit 1964 versuchen wir beim ANV zunächst mit der Peritonealdialyse auszukommen. Die Leistungsfähigkeit dieser Methode reicht aber bei hyperkatabolen Zuständen häufig nicht aus. In solchen Fällen muß rechtzeitig auf die wirkungsvollere extrakorporale Hämodialyse übergegangen werden. Abb. 2 zeigt hierfür ein Beispiel: Trotz fortlaufender Peritonealdialyse konnte der Rest-N-Anstieg nach dem 11. Behandlungstag nur durch wiederholten Einsatz der künstlichen Niere unter 150 mg% gehalten werden.

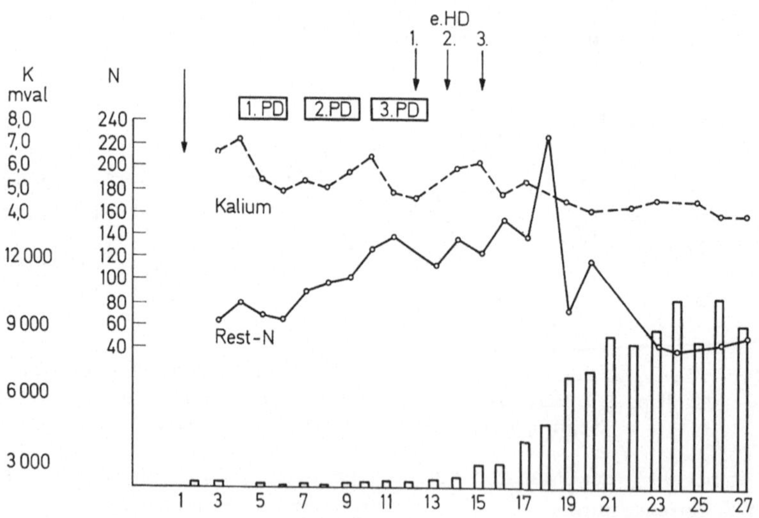

Abb. 2. A. G., ♂ 24 Jahre. Multiple Frakturen, Crush-Syndrom

Von den 11 verstorbenen Patienten dieser Gruppe starben nur 3 in der Urämie. Die mit 58% sehr hohe Letalität bei posttraumatischem ANV geht in erster Linie auf das eigentliche Trauma zurück.

Die Gruppe 3 läßt sich in mehrere Untergruppen aufteilen: von 8 Patienten mit Fehltransfusionen verloren wir nur 1 Patienten. Von 6 Patientinnen mit ANV nach Seifenabort starben 4. Sie waren zu Beginn der Dialysebehandlung bei einem durchschnittlichen Rest-N von 252 mg% bereits tief komatös. Die beiden überlebenden Patientinnen konnten bei einem mittleren Ausgangs-Rest-N von 155 mg% prophylaktisch dialysiert werden. Bei den restlichen 10 Patienten dieser Gruppe mit Vergiftungen durch exogene Nephrotoxine (Tetrachlorkohlenstoff, Natriumchlorat, Bor- und Essigsäure, Pilzvergiftung, ANV nach Natulanbehandlung bei M. Hodgkin) betrug die Letalität 33%.

Von den 5 Patienten mit ANV bei akuter Glomerulonephritis starb nur einer, obwohl auch diese Patienten recht spät mit einem durchschnittlichen Rest-N von 226 mg% zur Dialysebehandlung eingewiesen wurden. 2 Patienten, die wir über mehrere Jahre nachbeobachten konnten, bieten bisher keinen Hinweis auf eine chronisch fortschreitende Nephropathie. Wir halten daher in jedem Falle einer akuten Urämie bei akuter Glomerulonephritis den Versuch einer Dialysebehandlung für gerechtfertigt. Von den 10 Patienten mit subakuter Glomerulonephritis, darunter 2 Patienten mit einem GOODPASTURE-Syndrom, überlebte keiner länger als 2 Monate.

4 der 8 Patientinnen mit posteklamptischen ANV verstarben. Todesursache war jeweils eine Lungenembolie.

In der Gruppe 6 sind neben 11 Patienten mit ANV unklarer Ätiologie 8 Patienten mit akuter Urämie bei schwerer metastasierender Allgemeininfektion zusammengefaßt. Diese Untergruppe hat mit 63% die höchste Letalität, abgesehen von der Gruppe der Patienten mit subakuter Glomerulonephritis.

Die Letalität unserer dialysierten Patienten mit ANV beträgt ohne Berücksichtigung der 10 Patienten mit subakuter Glomerulonephritis 40%. Sie könnte nach unseren Erfahrungen weiter gesenkt werden, wenn wir durch die frühzeitigere Überweisung der Patienten in die Lage versetzt würden, die Dialysemethoden nicht erst bei urämischen Patienten, sondern schon prophylaktisch einzusetzen.

Die Fälle mit ANV nach Operationen, schweren Verletzungen, Fehltransfusionen und Vergiftungen machen zusammen 65% unseres Kollektivs aus. Intensivere Zusammenarbeit von Chirurgen, Nephrologen und Anaesthesisten dürfte in Zukunft ein weiterer wesentlicher Faktor zur Besserung der Behandlungsergebnisse werden.

Literatur

Balint, P., A. Fekete, S. Misik u. I. Taraba: Naunyn-Schmiedebergs Archiv, exp. Path. Pharmak. **242**, 261 (1961).
Blum, L.: Masson, Paris (1930).
Brun, C., C. Crone, H. G. Davidson, J. Fabricius, A. Tybjaerg Hansen, N. A. Lassen, and O. Munck: Proc. Soc. exp. Biol. (N. Y.) **89**, 687 (1955).
Corcoran, A. C., and I. H. Page: Tex. Rep. Biol. Med. **3**, 528 (1945).
Gessler, U.: I. Symposion Ges. Nephrol. 1962.
— u. K. Schröder: II. Symposion Ges. Nephrol. 1964.
—, D. Anders u. M. Hüllmann: Klin. Wschr. **43**, 765 (1965).
—, A. Loreth, K. Schröder u. M. Steinhausen: Klin. Wschr. **44**, 628 (1966).
Höffler, D., I. Stegemann u. F. Scheler: DMW **5**, 206, (1966).
— u. F. Scheler: Med. Welt 1964, 867.
— — u. W. Wigger: Klin. Wschr. **43**, 202, (1965).
Jutzler, G. A., M. Fark u. A. Willeit: Urologe **4**, 9 (1965).
Mertz, D. P., u. H. Sarre: (I. Symp. Ges. Nephrol. 1962), Klin. Wschr. **40**, 32 (1962).
Munck, O.: Oxford: Blackwell 1958.
Sarre, H.: Verh. dtsch. Ges. Inn. Med. **65**, 269 (1959).
Sartorius, H., u. H. Lemperle: Münch. Med. Wschr. **105**, 1856 (1963).
Van Slyke, D. D.: Ann. intern. Med. **28**, 701 (1948).
Steinhausen, M.: Pflügers Arch. Ges. Physiol. **279**, 195 (1964).
— Akt. Prob. Nephrol., H. Wolff u. F. Krück; Berlin-Heidelberg-New York: Springer 1966, 595.
Taggart, J. V.: Amer. J. Med. **22**, 774 (1958).
Walter, A., u. L. Heilmeyer: Antibiotika-Fibel, 2. Aufl. Stuttgart: Thieme 1965.
Zimmermann, W. E.: Dtsch. Med. Wschr. **88**, 1305 (1963).

Beispiele zur Therapie postoperativer Nierenfunktionsstörungen

Von **E. Kirchner**

Aus der Abteilung für Anaesthesiologie (Prof. Dr. E. Kirchner)
der Medizinischen Hochschule Hannover

1957 gab es auf dem Chirurgenkongreß in München eine viel beachtete Bestandsaufnahme des Wissens um die postoperativen Nierenfunktionsstörungen (NFSt). Volumenmangel und Hypotonie galten als auslösende Ursachen für das Nierenversagen. Eine gesicherte Therapie gab es nicht.

Erste Hinweise auf eine protektive Wirkung sympathikolytisch wirkender Substanzen (Hydergin Vonderschmidt 1957), die Beobachtung eines Anstiegs von Blutdruck und Urinsekretion nach kleinen Pendiomid-Dosen bei Peritonitis und eigenen Erfahrungen mit vegetativer Blockade mit und ohne Hypothermie ließen vermuten, daß als auslösende Ursache für die postoperative NFSt nur eine präglomeruläre Vasokonstriktion in Frage kommt.

Wie in der Schocktherapie, verwendeten wir seither in der postop. Phase alle Mühe auf die Beseitigung der Vasokonstriktion. Zunächst mit lytischer Mischung aus Dolantin, Atosil, Megaphen, dann mit Pendiomid, Arfonad, Novocain oder lytischer Mischung aus Dolantin, Atosil, Hydergin und schließlich nur noch mit Hydergin und Panthesin-Hydergin.

Eine damit erzwungene Gefäßerweiterung verlangt mehr Gefäßinhalt zur Aufrechterhaltung eines adäquaten Blutdrucks. Da ein gegebener Blutvolumenbestand nur bei entsprechenden Flüssigkeitsvorräten im Interstitium erhalten bleiben kann, befindet sich der Organismus unter normalem Sympathikustonus im Zustand optimaler Regulationsfähigkeit; der Blutdruck ist „echt". In diesem Zustand sind „Urinstundenportionen" über 30 ml (bei Erwachsenen bis 75 kg Kg) Zeichen einer guten Nierendurchblutung [2, 3].

Eine Minderung der „Urinstundenportion" kann leicht durch Zufuhr von Zucker-Elektrolyt-Lösungen, ggf. unter Zusatz von Kolloiden (Albumin!), angehoben werden. 4×5 ml Panthesin-Hydergin i. m. in 24 Std oder Hydergin-Zusatz zu den Infusionen (nicht unter 1,5 mg/die) verhindern zuverlässig das unerkannte Auftreten einer präglomerulären Vasokonstriktion unter normalen systolischen Drucken.

Auch nach lang dauernden Operationen, Gefäßoperationen, Routineoperationen mit EKZ verfahren wir so. Die Erfolge unseres Vorgehens sind so gut, daß wir bisher weder für die Prophylaxe noch für die Therapie postop. NFSt eine Indikation für die „osmotische Diurese" („o. D.") sahen.

Aus unserer konsiliarischen Tätigkeit wissen wir, daß seit der Einführung der „o. D" die Zahl postop. NFSt zugenommen hat. Anlaß zum Konsilium war immer dann gegeben, wenn nach 250 ml 20% Mannit-Lösung die Nierensekretion nicht wieder in Gang gekommen war. Wir fanden übereinstimmend die Ansicht vertreten, daß eine ausbleibende Mannit-Wirkung Ausdruck einer organisch bedingten NFSt sei [s. a. 1].

Zwei typische Beispiele sollen zeigen, daß die ausbleibende Diurese nach Mannit-Anwendung keineswegs eine zuverlässige Abgrenzung des funktionellen vom organisch bedingten Nierenversagen zuläßt. Die Beispiele sollen außerdem unterstreichen, was eigentlich selbstverständlich sein sollte, daß eine „o. D." nur nach gehöriger Rehydration Erfolg haben kann.

Beispiel A:

L. A., 77 J., ♂ – Diagnose: seit 5 Tagen Ileus, Exsiccation, chronisch-eitrige Asthmabronchitis. Operation: Laparotomie, Anus praeter.

Postop. bestand 6 Std lang eine Urinsekretion von über 30 ml/Std. Die Flüssigkeitszufuhr berücksichtigte nicht die Exsiccose. Die Urinstundenportionen gingen innerhalb von 3 Std auf 10 ml zurück. Nach 250 ml 20%iger Mannit-Lösung nahm die Urinsekretion nicht zu. Erst nach Zulage einer zuckerhaltigen Elektrolyt-Lösung (1500 ml in 3 Std) erholte sich die Nierenfunktion und normalisierte sich unter entsprechender Flüssigkeitszufuhr.

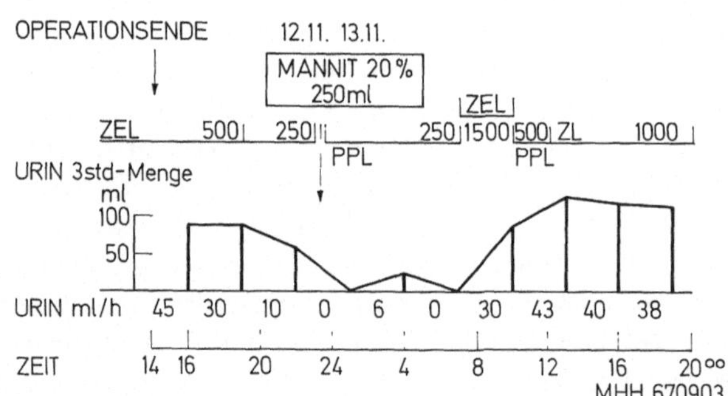

Abb. 1. L. A., 77 Jahre ♂. Ileus, Exsiccose, eitrige Bronchitis

Beispiel B:

R. E., 67 J., ♀ – Diagnose: Ikterus, Cholelithiasis, Lebercirrhose, Ascites, Hypertonus, Asthmabronchitis, Exsiccose. Operation: Cholecystektomie, Choledochusrevision.

Vorbereitungs- und Operationszeit reichten nicht aus, den Austrocknungszustand zu beseitigen. Postop. waren – aus Angst vor einer Flüssigkeitsüberladung – in 12 Std nur 500 ml Zuckerlösung infundiert worden. 6 Std postop. wurden noch 12,5 ml Urin/Std ausgeschieden. Durch 250 ml 20%ige Mannit-Lösung und 2.000 ml Zucker-Elektrolyt-Lösung erhöhten sich die Stundenportionen auf 84,5 ml. Tags darauf war die Flüssigkeitsbilanz ausgeglichen. Am 3. Tag wurden, im Vertrauen auf eine ausreichende orale Flüssigkeitsaufnahme, nur 250 ml in 6 Std infundiert. Es entwickelte sich prompt eine Oligurie von 10 ml/Std. In höchster Not wurden 2 × 250 ml 20%ige Mannit-Lösung in jeweils 30 min infundiert. Kein Erfolg! Erst nach rascher Einfuhr von 2000 ml Albumin-Lösung und Zucker-Salz-Gemischen stieg die Urinsekretion wieder auf normale Werte. Der Verlauf war komplikationslos, z. Zt. der Oligurie fand man eine Hyponatriämie von 120 mval/l, dazu 70 mval/l Chlor und 16 mval/l Standardbicarbonat.

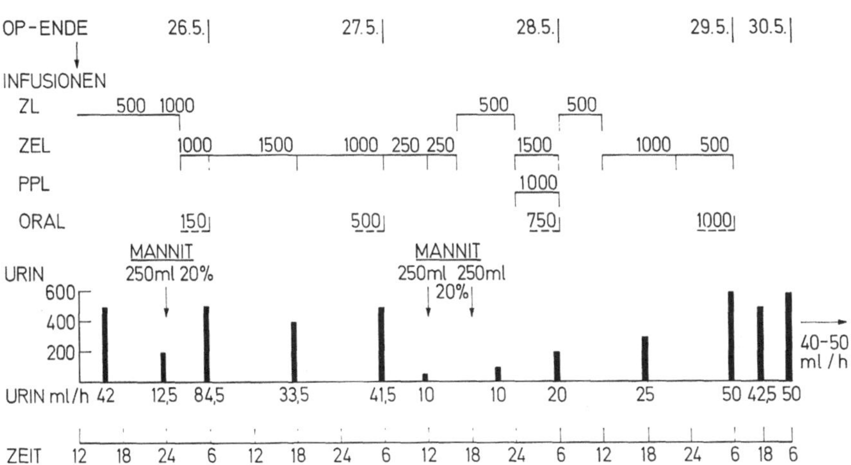

Abb. 2. R. E., 67 Jahre ♀, C 952/67. Exsiccose, Choledochusverschluß, Lebercirrhose, Ascites

Für den einen oder anderen von Ihnen sind diese Beispiele sicher eine Bestätigung eigener Erfahrungen. Wer bisher nur gute Ergebnisse mit der „o. D." hatte, darf für sich in Anspruch nehmen, die Patienten ausreichend mit natriumhaltiger Flüssigkeit versorgt zu haben.

Abschließend sei bemerkt:

1. Echte Indikationen für eine Anwendung der osmotischen Diurese zur Prophylaxe oder Therapie postop. NFSt gibt es bis heute nicht.

2. Die Auffassung, nach der aus dem Mißerfolg einer Mannit-Infusion zwischen funktionellem und organischem Nierenschaden differenziert werden könne, ist nicht länger haltbar.

3. Wenn die Einfuhr natriumhaltiger Elektrolyt-Lösung nach einem Mannitol-Mißerfolg die Urinproduktion wieder in Gang zu setzen vermag, ist eine „Probeinfusion“ mit Mannit-Lösung in Zukunft so überflüssig wie bisher. Statt Mannitol infundiere man „zur Probe“ 1000 ml Na-haltige Elektrolyt-Lösung und prüfe mit Hydergin, ob eine Vasokonstriktion bei normalem systolischen Blutdruck besteht [2].

Literatur

1. Hallwachs, O.: Klin. Wschr. **43**, 546 (1965).
2. Kirchner, E.: Habilitationsschrift, Marburg 1965.
3. — Kontrollierte Volumenanpassung in Just-Lutz: Genese und Therapie des hämorrhagischen Schocks, S. 49. Stuttgart: Thieme 1966.
4. Vonderschmidt, H.: Dtsch. Z. Chirurgie **287**, 621 (1957).

„Osmotische Nephrose“ nach Anwendung von Plasmaexpandern

Von **J. Schara**

Aus der Anaesthesieabteilung der Städt. Krankenanstalten Wuppertal-Barmen (Chefarzt OMR Dr. med. J. Schara)

1963 bei der Arbeitstagung der Deutschen Gesellschaft für Anaesthesie in Frankfurt über Schock und Plasmaexpander berichtete Lindner über seine histologischen Untersuchungen. Er zeigte dort Nierenschnitte von Meerschweinchen nach Gaben von Plasmaexpandern mit unspezifischen aber charakteristischen Tubulusveränderungen durch Quellung und Protoplasmaentmischung. „Diese Entmischungsvorgänge“ sagte Lindner, „sind absolut reversibel, und zwar in genauer Zeitabhängigkeit“, und er schloß mit der Feststellung, „daß die drei z. Z. in Deutschland verwendeten Plasmaexpander Periston, Macrodex und Haemaccel bei den heute üblichen klinischen Anwendungen zu keinen morphologisch nachweisbaren Schädigungen führen.“ Gleiche Befunde und ähnliche Auffassungen von der Harmlosigkeit dieser unspezifischen „osmotischen“ oder „Zuckernephrosen“, denn darum handelt es sich hier, finden sich reichlich in der Literatur (Griem et al; Maunsbach et al.; Randerath).

Anscheinend ist diese Veränderung aber nicht immer harmlos. Ich bin leider in der Lage, ihnen über 5 Patienten zu berichten, bei denen diese osmotische Nephrose zu erheblichen Störungen im postoperativen Verlauf geführt hat. Drei dieser Patienten sind später gestorben. Bei 2 von ihnen hat die Urämie zum tödlichen Ausgang zumindest beigetragen. Bei diesen 3 Todesfällen fand sich histologisch das auch von Lindner gezeigte hochgradig gequollene Tubulusepithel von pflanzenzellähnlichem Aussehen mit feinvakuolärer Degeneration (Abb. 1). Die Lumina der Nierenhauptstücke sind praktisch völlig verlegt. Es scheint plausibel, daß so schwer betroffene Nephrone nicht mehr arbeiten können. Allerdings wechselt die Intensität dieser Veränderungen stark, auch im selben Präparat. Klinisch fanden wir bei unseren Patienten eine erhebliche Einschränkung der Nierenausscheidung, beginnend etwa am 2. Tage nach der Applikation von Plasmaexpandern, vor allem nach Rheomacrodex, und etwa 3–4 Tage anhaltend. Die Oligurien gingen einher mit einer Rest-N-Steigerung bis auf Werte von 160 mg%. Während der Periode der postoligurischen Harnflut war die Niere trotz großer Urinmengen nicht in der Lage, die im Blut erhöhten harnpflichtigen Substanzen rasch wieder auszuscheiden. Dieser Verlauf aber, und nicht so sehr die Interpretation des histologischen Bildes, ist für uns entscheidend.

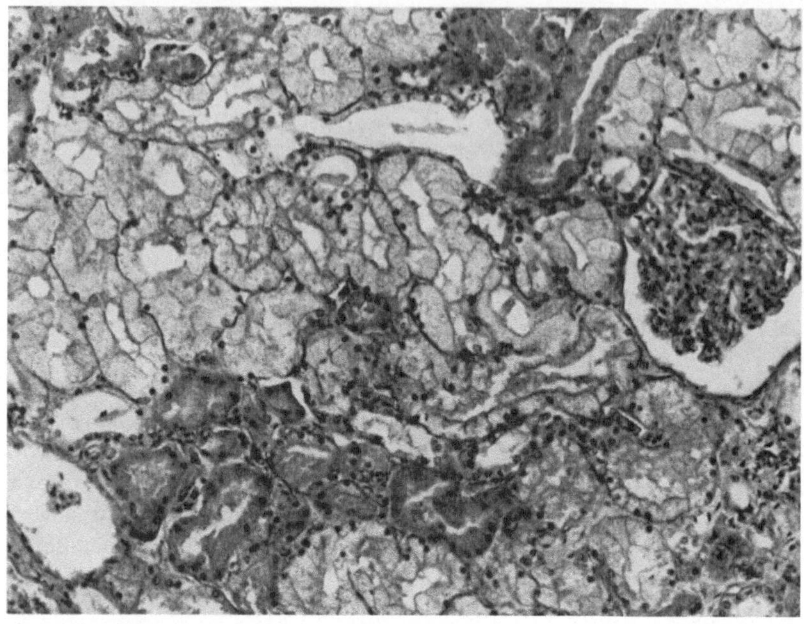

Abb. 1

Die anatomischen Veränderungen, für die ALLEN den Begriff „osmotische Nephrose" prägte, weil sie ganz allgemein nach Anwendung von osmotisch wirksamen Substanzen auftreten, wurden schon 1955 von LENZ und ZOLLINGER als Zuckerspeichernephrose beschrieben. Auf 10000 Autopsien fand ZOLLINGER nicht weniger als 142 Fälle von eindeutiger Zuckerspeicherung und in 5 dieser Fälle betrachtet er die geschilderten Veränderungen als entscheidend für die tödliche Anurie. „Im allgemeinen sind", schreibt ZOLLINGER, „die funktionellen Schäden nur geringgradiger Natur. Sie bestehen vor allem in einer Verzögerung der postoperativen Harnflut." Die verzögerte Harnflut, zusammen mit der vakuolären Veränderung der Tubulusepithelien fanden GRIEM, CZOCK und LANG auch bei Ratten nach Verabreichung von Haemaccel. Die Funktionsbeeinträchtigung der Nieren war statistisch signifikant, bildete sich aber innerhalb von 6 Tagen vollkommen zurück. GÖLTNER, ZITZMANN u. FUCHS fanden bei 30 gesunden Frauen, denen unter gleichen Versuchsbedingungen und ohne vorherigen Aderlaß je 1000 ml Macrodex oder Rheomacrodex gegeben wurden, unter der Infusion 29mal eine Zunahme der Diurese, 1mal jedoch, und zwar nach Rheomacrodex, auch eine Abnahme. Und BIRKER und LILJEDAHL vom

Karolinska-Krankenhaus in Stockholm fanden unter 4 Schwerverbrannten, die in der Initialphase mit großen Mengen von Rheomacrodex und Macrodex behandelt waren, 3mal eine hochgradige Einschränkung der Nierenfunktion. 2 Patienten starben in der Anurie. Die Sektion ergab bei beiden eine tubuläre Nekrose.

Halten wir fest: die Gabe von Plasmaexpandern kann tubuläre Veränderungen in den Nieren hervorrufen, die unter dem Begriff osmotische Nephrose zusammengefaßt werden. Diese anatomischen Veränderungen können klinisch zu einer zeitweiligen Einschränkung, ja gar zum völligen Ausfall der Nierenfunktion führen. Da dieser Ausgang sehr selten ist – tausende Flaschen von Plasmaexpandern werden täglich ohne deletäre Folgen infundiert – müssen wir fragen: unter welchen Voraussetzungen kommt dieser Mechanismus zustande und wie läßt er sich erklären? Aus der Antwort darauf müßten sich Vorschläge zur Prophylaxe ableiten lassen.

Bei der Pathophysiologie der Nieren ist zu unterscheiden zwischen funktioneller und anatomischer Niereninsuffizienz. Die anatomisch bedingte Insuffizienz, also die mehrere Tage andauernde Einschränkungen der Nierenfunktion, läßt sich nach den Untersuchungen THURAUS jetzt relativ einfach erklären: Eine geschädigte Tubuluszelle kann aus dem Primärharn nicht genügend Natrium zurückresorbieren. Der Anstieg im Natriumgehalt des Urins setzt im sogenannten Juxtaglomerulären Apparat einen Rückkopplungsmechanismus in Gang, der über die lokale Renin-Angiotensin-Bildung zur Verminderung des glomerulären Filtrates im betreffenden Nephron führt.

Für die funktionelle Einschränkung der Diurese kommen dagegen eine ganze Reihe von Gründen mit vorwiegend zentralem Auslösemechanismus in Frage. Ich erinnere nur an die von GAUER-HENRY gefundene Blutvolumensteuerung über den Füllungszustand des sogenannten Niederdrucksystems (venöser und Lungenkreislauf) mit Dehnungsrezeptoren im linken Vorhof; an die von VERNEY gefundenen Osmorezeptoren im Karotissinus, durch deren Erregung es zur Ausscheidung von antidiuretischem Hormon kommt; oder auch an die vom Pfortader-Lebergebiet ausgehenden osmotischen und Dehnungsreize, über die HABERICH berichtet hat. Sie sollen uns hier jedoch nicht interessieren. Wenn nämlich die zugeführten Plasmaexpander für die bei unseren Patienten gefundenen Veränderungen verantwortlich sind, so müssen sich auch hierfür lokale Mechanismen finden lassen; und diese Mechanismen dürfen erst dann wirksam werden, wenn die Moleküle des Plasmaexpanders die Glomerula bereits passiert haben.

ARTURSON et al. haben nachgewiesen, daß insbesondere das niedermolekulare Dextran (Rheomacrodex, mittleres Molekulargewicht ca. 40000) sehr rasch über die Niere ausgeschieden wird und es dabei zu Konzentrationen bis zu 53 g Dextran auf 100 ml Urin kommen kann. Es erscheint mehr als nur wahrscheinlich, daß so hohe Konzentrationen, vor allem bei länger dauernder Einwirkung, schwere Schädigungen im oben angegebenen Sinne am Tubulusepithel setzen können. Die Frage ist nun: wie kann es zu solch hohen Dextrankonzentrationen im Urin kommen? Meines Erachtens müssen mehrere Voraussetzungen dazu gegeben sein.

1. Eine funktionstüchtige Niere.
2. Ein erheblicher Stress-Zustand mit Ausschüttung von Aldosteron.
3. Ein intakter Kreislauf mit ausreichendem Nierenfiltrationsdruck und guter O_2-Versorgung.
4. Ein relativer Mangel an freiem Wasser.

Gerade beim Volumenmangelschock mit Aggregation der Erythrozyten verbessert Rheomacrodex die Kreislaufverhältnisse entscheidend. Die Verbesserung des Kreislaufs führt jedoch zu einer besseren und vor allem schnelleren Elimination von Rheomacrodex. Auf das dextranhaltige Glomerulumfiltrat wirkt nun der nach länger dauerndem Schockzustand besonders ausgeprägte Aldosteronmechanismus ein. Natrium wird aus dem Primärharn in hohem Maße rückresorbiert, Wasser folgt nach. Ein hochkonzentrierter und dadurch hoch visköser Dextranurin wird gebildet. Die Viskosität kann dabei so extreme Werte erreichen, daß der Urinfluß erheblich verlangsamt wird oder gar vollkommen sistiert, besonders in Fällen, die primär schon dehydriert waren (Arturson et al.). Dieser Mechanismus scheint nicht nur bei der Ausscheidung von Rheomacrodex zu bestehen, sondern auch bei der Haemoglobinexkretion (Arturson) oder ganz allgemein der von Chromoproteinen (Ahnefeld).

Die Therapie muß bei diesem – hier nur kurz skizzierten — Verlauf vor allem die hochgradige Dextraneindickung und die damit verbundene Filtratsistierung bekämpfen. Folgende Maßnahmen sind dazu je nach Schwere des klinischen Bildes erforderlich.

1. Hydratation durch reichliches Angebot von freiem Wasser (Traubenzucker oder Laevulose 5%).
2. Infusion osmotisch so aktiver Substanzen, daß in den Tubuli auch bei extrem hoher Natriumrückresorption die Wasserrückresorption gemindert wird. (Mannit oder Sorbit 10%.) Evtl. Hemmung der Natriumrückresorption mit Lasix? (Eigene Erfahrungen liegen dazu noch nicht vor.)
3. Förderung der Nierendurchblutung durch Alpharezeptorenblockade mit Hydergin (0,9 mg bis 2mal 0,9 mg nach Kreislaufauffüllung, Kirchner) oder Panthesin-Hydergin (4–6 Ampullen/die im Dauertropf, Hartenbach).
4. Bekämpfung bestehender oder drohender Acidose durch Trispuffer. (THAM 100–300 mmol pro die.)

Im übrigen sollte man insbesondere das niedermolekulare Dextran nur zur Bekämpfung der Erythrozytenaggregation und nicht in höherer Dosierung als 20 mg/Kg/die geben (Ahnefeld).

Die Industrie sollte in diesem Zusammenhange prüfen, ob nicht beim niedermolekularen Dextran die Konzentration auf 7–8% erniedrigt und dafür 2–3% Mannit zugesetzt werden, – im übrigen aber auch der Natriumchloridgehalt aller Plasmaexpanderlösungen auf etwa zwei Drittel der physiologischen Konzentration gesenkt werden könnte.

Plasmaexpanderlösungen sollten so zusammengesetzt sein, daß sie selbst dann, wenn sie für sich und in großen Mengen gegeben werden, nicht schaden können.

Ich bin Herrn Prof. Dr. med. G. Liebegott, Chefarzt des Pathologischen Instituts der Städt. Krankenanstalten Wuppertal, für die histologischen Bilder zu Dank verpflichtet.

Zusammenfassung

Bericht über 5 Fälle, in denen es postoperativ nach der Anwendung von niedermolekularem Dextran zur Oligurie mit erheblichem Anstieg harnpflichtiger Substanzen im Blut kam. Drei dieser Patienten starben. Bei ihnen fand sich histologisch das Bild einer osmotischen Nephrose. Der Mechanismus, der zu dieser Störung führt, wird diskutiert und Maßnahmen zu seiner Prophylaxe werden vorgeschlagen.

Literatur

1. Arturson, G., K. Granath, L. Thoren, and G. Wallenius: The renal excretion of low molecular weight dextran. Acta Chir. Scand. **127**, 543—551 (1964).
2. Birke, G., u. S. O. Liljedahl: Schweiz. med. Wschr. **96**, 525 (1966).
3. Gauer, O. H., and J. P. Henry: Circulatory basis of fluid volume control. Physiol. Rev. **43**, 324 (1963).
4. Göltner, E., H. Zitzmann u. C. Fuchs: Die Kreislauf-, Blut- und Diureseverhältnisse nach Dextran-Infusionen. Med. Welt **1965**, 494—499.
5. Griem, W., G. Czok u. K. Lang: Histologische und physiologische Untersuchungen an Ratten nach Verabreichung des Plasmaexpanders Gelifundol. Anaesthesist **13**, 10: 321—333 (1964).
6. Haberich, F. J.: Kreislaufdynamische und osmoregulatorische Funktionen des Portalkreislaufs. Melsunger Med. Mitt. **39**, 105: 15 (1965).
7. Hallwachs, O.: Die Mannit-Diurese in der Chirurgie – Experimentelle und klinische Ergebnisse. Melsunger Med. Mitt. **39**, 105: 84 (1965).
8. Hartenbach, W., u. F. W. Ahnefeld: Verbrennungsfibel. Stuttgart 1967.
9. Kirchner, E.: Zur Therapie der beginnenden und fixierten Zentralisation des Kreislaufs mit Hydergin. Bruns' Beitr. klin. Chir. **203**, 462–473 (1961).

10. Kramer, K.: Das akute Nierenversagen im Schock. In: Schock, Pathogenese und Therapie. Berlin-Göttingen-Heidelberg: Springer 1962.
11. Lenz, R., u. H. Zollinger: Ein Fall von postoperativer Anurie bei hydropischer Degeneration der Nierentubuli durch Zuckerspeicherung. Schweiz. med. Wschr. **85**, 1078 (1955).
12. Lindner, J.: Morphologische Untersuchungen über das Schicksal von Plasmaexpandern. In: Schock und Plasmaexpander. Berlin-Göttingen-Heidelberg: Springer 1964.
13. Maunsbach, A. B., et al.: Light and electron microscopic changes in proximal tubules of rats after administration of glucose. Lab. Invest. **11**, 6, 421–432 (1962).
14. Randerath, E. u. A. Bohle: In: Handbuch der allgemeinen Pathologie. Band 5/2. Berlin-Göttingen-Heidelberg: Springer 1959.
15. Thurau, K. u. J. Schnermann: Die Natriumkonzentration an den Macula-densa-Zellen als regulierender Faktor für das Glomerulumfiltrat. Klin. Wschr. **43**, 410 (1965).
16. Ullrich, K. J.: Mechanismus des renalen Wasser- und Elektrolyttransportes. Melsunger Med. Mitt. **38**, 102:7 (1964).
17. Verney, E. B.: The antidiuretic hormone and the factors which determine its release. Proc. Roy. Soc. London Ser. B. **135**, 25 (1948).
18. Zollinger, H.: Niere und ableitende Harnwege. In: Doerr-Uehlinger, Spezielle pathologische Anatomie, Band 3. Berlin-Heidelberg-New York: Springer 1966.

Diskussion

Tetzlaff: Ich habe eine Frage zu dem letzten Vortrag: Sind die Kontrollen an Hunden durchgeführt worden, die etwa 20 ml/kg Ringerlösung erhielten, oder an Hunden, die keine intravenöse Zufuhr erhielten?

Hutschenreuter: Darf ich gleich dazu Stellung nehmen: Die Hunde haben zunächst einmal eine Infusion mit Ringerlösung bekommen – etwa 20 ml/kg, manchmal sogar noch etwas mehr – und dann später über einen zweiten Infusionsweg die Lösung zur Vornahme der Clearance mit Inulin und PAH. Genügt Ihnen das?

Tetzlaff: Mich würde noch interessieren, ob die Clearances bei Hunden gemessen worden sind, die nur die Ringerlösung ohne Mannitol bekamen?

Hutschenreuter: Nur Ringerlösung und später noch Mannitol.

Tetzlaff: Das führt mich zu einer Bemerkung: Wir haben seit einigen Jahren bei unserem Patientengut etwa 20 ml/kg Ringer-Laktat-Lösung in der 1. Stunde und 10 ml/kg in der 2. Stunde verabreicht und in jeder weiteren Stunde der Operation bis zu einer Gesamtmenge, die etwa 5% des Körpergewichtes enspricht. Und wir haben eine ganz verschwindende Anzahl, oder sehen praktisch gar nicht mehr die Schockniere als solche nach Operationen. Es sieht mir beinahe so aus, als wenn die 65% des Krankengutes, die hier Schocknieren aufweisen, unter dieser Behandlung keine Schocknieren entwickeln würden. Deshalb interessiert es mich, ob jetzt ein Vergleich gezogen wurde zwischen Hunden, die kein Mannitol erhielten und solchen, die nach der Ringergabe Mannitol erhielten?

Hutschenreuter: Der Vergleich ist bei jedem einzelnen Hund durchgeführt worden. Wir haben natürlich vorausgesetzt, daß Halothan eine Depression der Nierenfunktion herbeiführt. Deshalb diese relativ langfristige Narkose bei einer konstanten Halothan-Konzentration von 1,5 Vol%. Dann wurde Ringerlösung gegeben, um eine ausreichende Diurese zu erzeugen. Wir haben ja vorhin von Herrn Reubi gehört, daß bei Darniederliegen der Diurese Clearancebestimmungen schlecht oder gar nicht durchführbar sind. Erst jetzt wurde die Testlösung zur Clearanceuntersuchung verabreicht und dann Mannitol. Zur klinischen Fragen kann ich jedoch nicht Stellung nehmen.

Schilling: Unsere bisherigen Vorstellungen von der Entstehung der Oligurie und Anurie im Zusammenhang mit der Schockniere gingen ja, wie von Herrn Heinze bestätigt, in der Richtung, daß es sich dabei um eine tubuläre Nekrose handelt. Nun haben wir gerade von Herrn Prof. Reubi gehört, daß es sich im wesentlichen um eine totale Rückresorption nach vorausgegangener Ischämie handeln soll. Ich möchte Herrn Prof. REUBI fragen, wie diese beiden Vorstellungen miteinander zu vereinbaren sind, da man ja annehmen sollte, daß eine totale Rückresorption an ein funktionstüchtiges Tubusepithel gebunden ist.

Reubi: Diese Frage ist in der Tat nicht leicht zu beantworten. Ich muß aber gleich auf tierexperimentelle Versuche eingehen, die ich vorher nicht zitieren konnte. Wenn man bei Ratten mit Glyzerininjektionen eine Art Schockniere macht – es sind Untersuchungen, die vorwiegend mit der Technik der Mikropunktion durchgeführt wurden, so wie Herr THURAU Ihnen erklärt hat, – so kann man die glomeruläre Filtration der einzelnen Glomerula messen. Und es gibt nämlich 2 Gruppen von Untersuchern und diese fanden in der Tat, daß kurz nach der Glyzerininjektion eine Nierenischämie bestand, wobei die Rückresorption und die verschiedenen UP-Quotienten normal waren. Hingegen, in einer späteren Phase nach einigen Tagen fanden sie eine normale Glomeruli-Filtration. Mit anderen Worten, es hatte sich die glomeruläre Filtration erholt, aber es kam keine Diurese zustande. Also totale Rückresorption des Filtrates. Nun kann man sich vorstellen, wenn es sich um Prozesse handelt, die mit einer erheblichen Nekrose einhergehen – z. B. die Sublimatniere – daß dabei die Tubuli so stark verändert sind, daß es zu einer passiven Rückdiffusion des Filtrates kommt und zwar erklärt sich diese Diffusion durch den onkotischen Druck des Plasmas in den peritubulären Kapillaren. Dafür spricht auch, daß bei Sublimatnieren der Sauerstoffverbrauch extrem niedrig ist. Bei der Schockniere sind die Läsionen nicht so ausgedehnt wie bei der Sublimatniere und bei den toxischen Nephropathien und auch der Sauerstoffverbrauch ist nicht so stark eingeschränkt, so daß man den Eindruck hat, daß diese Tubuli immer noch vital sind. Warum es auch da zu einer vermehrten Rückresorption kommt, weiß ich in der Tat nicht, ich glaube, niemand weiß es. Es ist auch nur meine Vermutung, denn beim Menschen hat bis jetzt noch niemand zeigen können, daß dieses Filtrat total rückresorbiert wird.

Wiemers: Ich selbst hätte noch eine Frage an die Hauptreferenten: Herr THURAU, Sie haben Ihre Vorstellung entwickelt, daß es nach einer ischämischen Nierenschädigung über den von Ihnen geschilderten juxtaglomerulären Apparat zu einer Minderdurchblutung des Glomerulus kommt und daß dies die Erklärung sein könnte für die totale Anurie. Auf der anderen Seite hat Herr Prof. REUBI bei seinen Durchblutungsmessungen gezeigt, daß tatsächlich die Durchblutung der Nieren zwar im Mittel erniedrigt war, aber daß diese Erniedrigung keineswegs so stark war, wie man vermuten sollte, wenn man die Minderdurchblutung als Ursache der Anurie ansehen wollte. Nun haben Sie beide ja selbst schon darauf hingewiesen, daß speziell die Mikropunktionsversuche immer nur ein Ergebnis am einzelnen Nephron liefern können und daß innerhalb der verschiedenen Nephren der Niere durchaus erhebliche Unterschiede bestehen können.

Aber vielleicht könnten Sie, Herr THURAU, doch noch einmal auf diesen Punkt zurückgreifen, da ja das Problem der akuten Anurie gerade für den Anaesthesisten ganz besonders wichtig erscheint.

Thurau: Es stehen sich zweifellos zwei Auffassungen gegenüber: die eine, die behauptet, in der Schockniere, d. h. im akuten Nierenversagen sei das Filtrat nahezu unverändert und es würde alles resorbiert. Die andere, die sagt, es käme zu einer Vasokonstriktion, die sich nicht unbedingt quantitativ in einer so starken Durchblutungsminderung ausdrücken muß, daß man schon auf den ersten Blick sagen kann, damit sei auch das niedrige Filtrat erklärt. Wir kennen nämlich eine Menge Zustände, wo das Filtrat quasi auf Null oder unmeßbar absinken kann und die Nierendurchblutung immer noch ein Drittel der Norm ausmacht. Diese beiden Dinge kann man also nicht einfach quantitativ vergleichen.

Nun zum Problem der quantitativen Rückresorption eines normalen Filtrates: Die Glyzerinnieren – und das sind die Schockmodelle, die von OKEN in Boston untersucht worden sind, – zeigen, daß im Zustand der Anurie oder des akuten Nierenversagens das Einzel-Nephronfiltrat des cortikalen Nephrons niedrig ist und auch der intratubuläre Druck niedrig ist. Dagegen – darauf verweist Prof. REUBI – gibt es Befunde, die im letzten Vierteljahr von Dr. NORMAN BANK in New York veröffentlicht worden sind, und zwar an der quecksilvergeschädigten Niere, aus denen man schließen kann, ohne daß es bisher quantitativ gemessen worden ist, daß in der Tat in einer quecksilbergeschädigten Niere Inulin transtubulär wieder in die Blutbahn gehen kann.

Nun, das Problem des niedrigen Filtrates scheint mir aus vielen Befunden doch gesichert zu sein, das Problem der quantitativen, vermehrten Rückresorption können wir in vielen Modellen – dazu gehört auch das Glyzerinmodell und das Ischämiemodell – ausschließen, weil die Methode des gespaltenen Öltröpfchens eindeutig zeigt – ich habe Ihnen die Methode vorgestellt, – daß die Rückresorption vermindert ist. Das heißt, die Öltröpfchen wandern beträchtlich langsamer zusammen. Das ist der Stand der Dinge, möchte ich sagen, ohne etwas weiter hineinzulegen.

Ich möchte noch auf einen Punkt kommen, der in der Diskussion berührt worden ist und zwar auf das Problem der Kochsalzvorbehandlung. Von einem der Diskussionsredner wurde gesagt, wenn wir den Patienten oder auch den Tieren Kochsalz vorgeben, dann finden wir fast nie mehr das sogenannte akute Nierenversagen und darunter verstehen wir ja eigentlich die Einschränkung des Glomerulusfiltrates. Dieser Befund ist übrigens tierexperimentell bestätigt worden. OKEN, der das Glyzerinmodell verwendet, hat im letzten Jahr an Ratten Versuche durchgeführt, in denen er versucht hat, diese Glyzerinanurie oder das Nierenversagen zu erzeugen, nachdem die Versuchstiere mit Kochsalz vobehandelt waren. Und er konnte das akute Nierenversagen, d. h. die Reduktion des Glomerulusfiltrates nicht oder nur zu einem ganz geringen Ausmaß nachweisen. Diese Untersuchung von OKEN ging auf eine Interpretation zurück, die wir anhand unserer Versuche seinerzeit gemacht hatten, indem wir sagten: wenn dieser Rückkoppelungsmechanismus, der dem Glomerulus sozusagen mitteilt, daß die Resorption schlecht ist und damit die glomeruläre Filtration herabsetzt, wenn dieser Rückkoppelungsmechanismus im Grunde genommen dafür sorgt, dem Organismus Natrium einzusparen, dann sollte dieser Rückkoppelungsmechanismus besonders effektiv sein, wenn dem Organismus primär wenig Natrium zur Verfügung steht und er sollte weniger effektiv sein, wenn dem Organismus viel Natrium zur Verfügung steht. Das verbindende Glied in diesem Rückkoppelungsmechanismus hatten wir beschrieben als das Renin-Angiotensin-System, d. h., Aktivierung der lokalen Angiotensinbildung in der afferenten Arteriole, die jetzt abhängig werden müßte vom Natriumbestand des Organismus. Tatsächlich ist es ein alter Befund, aus ganz anderen Versuchen, die mit ganz anderen Absichten angelegt worden sind, daß der Reninbestand in der Niere hoch ist und damit die Effektivität solcher Systeme hoch ist, wenn der Natriumbestand des Organismus niedrig ist – also im Natriumverarmten Organismus – und daß der Reninbestand im juxtaglomerulären Apparat niedrig ist, wenn dem Organismus ausreichendes Natrium im extrazellulären Raum zur Verfügung steht. Mit anderen Worten, um es abschließend zusammenzufassen: Die Effektivität dieses Systems hängt vom Natriumbestand des Organismus ab. Für das akute Nierenversagen bedeutet das: Wenn dem Organismus ausreichend Natrium zur Verfügung steht, dann ist auch der Einsparmechanismus niedriger. Das ist eine These und zu dieser These passen die Befunde von OKEN an der Glyzerinniere.

Reubi: Ich möchte mich nur kurz zu den Ausführungen von Herrn THURAU äußern. Die Untersuchungen von OKEN wurden kurzfristig durchgeführt, d. h. die Tiere wurden ein paar Stunden bis maximal 26 Std nach der Sublimat oder Glyzerolinjektion untersucht. Und es ist klar, daß in dieser Phase eine Nierenischämie besteht, also gleich bei welchem Mechanismus. Aber das erklärt nicht die persistierende Anurie. Ich glaube, die Stärke der Untersuchungen von BANK ist, daß sie nämlich später, nach einigen Tagen durchgeführt wurden. Und es zeigt sich, daß unter solchen Umständen die glommeruläre Filtration normal geworden ist, und daß trotzdem kein Urin gebildet wird.

Zu der Allgemeinbedeutung der von Herrn THURAU postulierten Vorgänge- also Rückkopplungsmechanismen usw. – möchte ich nur sagen, daß es möglich ist, daß bei funktionellen Störungen in der Tat die Verminderung der glomerulären Filtration eine Konsequenz der verminderten Natrium-Rückresorption sein kann. Das gilt natürlich auf keinen Fall für die organischen Nephropathien, bei denen Glomeruli, Tubuli und Gefäße gleichzeitig zerstört sind. Das muß man vielleicht doch unterstreichen.

Wiemers: Sie sehen, daß das Problem der akuten Anurie der Schockniere auch den Physiologen und Internisten noch einige Rätsel aufgibt und das mag uns trösten, wenn wir uns auf diesem Gebiet klinisch oft auf recht schwankendem Boden fühlen.

Steinbereithner: Zuerst wollen Sie erlauben, daß ich eine scheinbar falsche Formulierung richtigstelle. Es ist mir glaube ich, passiert, daß ich sagte, von den 8 von AMAHA beatmeten Fällen hätten 7 überlebt. Es hat 1 überlebt und 7 sind gleichfalls gestorben.

Zu Herrn EICHLER ist zu sagen, daß wir doch dafür plädieren würden, auch die Elektrolyte im Dialysat exaktest zu prüfen. Wir haben mit höheren Mengen von Flüssigkeit Magendialysen durchgeführt, vor allem bei Hyperelektrolytämie und wir konnten bis zu 250 mval Chloride an diesen Patienten pro Tag herausdialysieren und wir glauben daher, daß die Gefahr der hypochlorämischen Alkalose doch nicht so gering eingeschätzt werden sollte.

Horatz: Auch ich möchte dafür plädieren, bei der Magendialyse mehrmals am Tage die Elektrolyte zu kontrollieren und nicht erst 1 oder 2 Tage später.

Eichler: Ich muß Herrn Prof. HORATZ und Herrn STEINBEREITHNER recht geben. Man muß auch im Dialysat die Elektrolyte kontrollieren. Wir haben dies im Laufe der letzten 2 Jahre auch getan und eine entsprechende Publikation von TEUBNER erscheint demnächst. Aber ich glaube, daß man nicht mehrmals am Tage diese Elektrolyte kontrollieren muß, denn bei einer Dialysenmenge von durchschnittlich 4000 ml ist die Elektrolytverschiebung wirklich nicht so stark – jedenfalls nicht nach unseren Beobachtungen – wie sie in früheren Publikationen angegeben wurde.

Heinze: Herr EICHLER sprach, wenn ich richtig verstanden habe, von einer Dialyse-Indikation für die Magendialyse bei einem Reststickstoffwert bis zu 200 mg%. Ich glaube, man muß vor dieser Angabe warnen. Man sagt heute, daß die Indikation zur extrakorporalen Hämodialyse spätestens bei 150 mg% liegen sollte, zur Peritonealdialyse bei 120 mg% Reststickstoff. Wenn man erst bei 200 mg% Reststickstoff mit der Magendialyse beginnt, werden die Ergebnisse nicht besser werden. Ich würde nicht so lange warten mit einer Methode, die eine so kleine Leistungsfähigkeit hat.

Eichler: Selbstverständlich fangen wir mit der Magendialyse früher an. Ich habe diese 200 mg% als obere Grenzindikation angegeben, bei Werten darüber entscheiden wir uns dann entweder für die Peritonealdialyse oder für die Hämodialyse, da wir ja Möglichkeiten zur Durchführung beider Verfahren haben. Wir sind aber gerade postoperativ mit der Peritonealdialyse etwas vorsichtig geworden, da wir einen Patienten nach einer Cholecystektomie an Peritonitis verloren haben. Dazu haben wir festgestellt, daß gerade die Dialysezentren – wir haben die Patienten früher per Hubschrauber nach Hamburg oder Kiel verlegt – relativ zurückhaltend mit der Hämodialyse waren und die Peritonealdialyse vorzogen, daß diese Peritonealdialyse post operationem durchaus nicht immer befriedigende Ergebnisse erbrachten. So machten wir, bevor wir selbst die Möglichkeit der extrakorporalen Dialyse hatten, immer erst den Versuch der Magendialyse. Und wir haben wirklich trotz aller Skepsis relativ gute Erfolge, so daß wir sie sicher nicht aufgeben werden.

Knie: Ich möchte fragen; welche Bedeutung dem Rheomacrodex in Verbindung mit einer hochkonzentrierten Sorbit-Lösung zukommt?

Lutz: das Rheomacrodex mit einer Sorbit-Lösung ist 1965 von HALLWACHS empfohlen worden, damals auf dem Schocksymposium in Heidelberg und zwar unter der Vorstellung, daß das Sorbit eine größere Wassermenge bindet, damit die Ausscheidung des Harnflusses in den Tubulusapparat fördert und vor allen Dingen das Abflußhindernis wieder beseitigen könnte. Ob das nun in jedem einzelnen Fall möglich ist, haben wir nicht untersucht, ich kann es Ihnen also nicht sagen. Theoretisch wäre es möglich, daß ein solcher protektiver Mechanismus vorhanden ist und daß sie mit der Kombination von Rheomacrodex und Sorbit jene Nierenausscheidungseinschränkung, wie wir sie festgestellt haben, nicht mehr beobachten können.

Just: Ich möchte zunächst eine Bemerkung zu den Ausführungen von Herrn BIHLER machen: Herr BIHLER hat an Versuchspersonen gezeigt, daß er mit Angiotensin II eine Verschlechterung der Nierenausscheidung bekommt, die er dann mit Mannit wieder verbessern kann. Nun, so weit sind die Versuche eindeutig und klar. Wie er aber dann in seiner Schlußfolgerung dazu kommt, für hypotone Schockzustände ein gleiches Vorgehen zu empfehlen, das geht weder aus den Versuchen hervor, noch aus der klinischen Erfahrung. Ich möchte deshalb davor warnen, und nicht wieder den Umstand aufkommen lassen, daß nun wieder Vasokonstriktoren für die hypotone Schockphase eingesetzt werden. Wenn sie nämlich die Nierendurchblutung verbessern wollen, oder die Nierenausscheidung, dann können Sie das mit Mannit allein und das Angiotensin sollte nach wie vor wegbleiben.

Bihler: Sie haben mich vielleicht mißverstanden, wenn Sie ausführen, ich würde hier vielleicht die Anwendung von Sympathikomimetika propagieren. Ich möchte die Anwendung der Sympathikomimetika auf Ausnahmefälle begrenzt wissen und wollte eben nur mit dieser Untersuchung zeigen, daß wir, wenn wir tatsächlich nicht umhin kommen, Vasokonstriktoren anzuwenden, eben durch Mannitol eine gewisse Protektion erreichen. Als Beispiel will ich nur angeben etwa die Operation eines Phäochromozytoms, wo man postoperativ mit der Volumensubstitution, die ja, wie ich hervor gehoben habe, immer an 1. Stelle stehen muß, nicht immer zu Rande kommt und dann zusätzlich Sympathikomimetika einsetzen muß. Unter solchen Umständen wird eben durch Mannitol eine Verbesserung der Nierenfunktion erreicht.

Horatz: Wenn ich die Diapositive von Herrn HUTSCHENREUTER und Herrn SAHELI richtig verstanden habe, so erscheint mir doch etwas unklar. Der eine sagt, Halothan schädigt die Niere, der andere sagt, es schädigt sie nicht. Herr HUTSCHENREUTER, haben Sie den Vortrag von Herrn SAHELI auch so verstanden, daß er meinte, Halothan schädigt die Niere, vor allen Dingen die chron. vorgeschädigte Niere?

Hutschenreuter: Nach den Untersuchungen von BLACKMORE aber auch von AUBERGER und meinem Mitarbeiter BIHLER ist es eindeutig, daß Halothan und zwar nicht nur Halothan allein, sondern alle anderen Narkosemittel, zu einer Einschränkung der Nierendurchblutung und auch der Nierenfunktion führen. Was ich in meinem Vortrag herausstellen wollte, war dieses – Sie werden bemerkt haben, daß ich mich vor der Wiedergabe irgendwelcher Konsequenzen auf die Klinik gehütet habe – daß es möglich ist, durch Mannitol die unter Halothan bestehende Einschränkung der Nierenfunktion zu mildern oder vielleicht ganz zu kompensieren. Und das scheint mir doch klinisch bei Patienten mit Nierenfunktionsstörungen wichtig zu sein, denn Sie wissen ja alle, daß die Prophylaxe viel zweckmäßiger und erfolgreicher ist, als eine Therapie, die möglicherweise noch zu spät einsetzt. Zusammenfassend darf ich also in Verbindung mit den Literaturangaben feststellen, daß Halothan in einer bestimmten Konzentration – wir haben 1,5 Vol% verabfolgt – zu einer eindeutigen Einschränkung der Nierenleistung führt, die durch Mannitol wenigstens teilweise ausgeglichen werden kann.

Just: In der Tat können die Untersuchungen von Herrn SALEHI etwas Verwirrung anstiften und ich möchte daher folgendes dazu sagen:

1. Bei den klinischen Untersuchungen und bei den experimentellen Untersuchungen war eine gewisse Diskrepanz festzustellen, indem die klinischen Fälle eine stärkere Fermentaktivitätsstörung aufwiesen, als die tierexperimentellen. Kommt also in der Klinik nicht noch das Trauma der Operation hinzu, was mit der Narkose gar nichts zu tun hat?

2. Hat Herr SALEHI in seinen tierexperimentellen Untersuchungen Halothankonzentrationen von 2% angewandt und dies durch 3 Std, was meines Erachtens in der Klinik fast nicht zur Diskussion steht. Wir haben ja auf dem letzten Kongreß von Herrn HEGGELIN gehört, daß auch das Herz ab einer Konzentration von 1,5% Halothan beeinflußt wird. Ich glaube also, daß diese tierexperimentellen Untersuchungen der Praxis nicht ganz Rechnung tragen.

3. Haben Sie Vergleichsuntersuchungen mit anderen Narkosearten gemacht? Ist Ihr Befund vielleicht eine Erscheinung, die nun einmal narkosebedingt ist und nicht narkotikumspezifisch?

Es wäre schließlich zu klären, ob wir einfach diese Fermentaktivitätsstörungen in Kauf nehmen müssen, gleichgültig welches Narkotikum wir anwenden.

Schilling: Zu der Frage der Einschränkung der Nierenfunktion durch die Narkose als solche möchte ich vielleicht doch noch eine Feststellung treffen, die darin besteht, daß wir gerade bei schweren Risikoeingriffen postoperativ eine auffallend gute Ausscheidung finden und daß wir gerade diese Patienten oft schon mit einer vollen Blase vom Tisch bekommen. Die Frage ist nun die, ob die Ursache für das unterschiedliche Verhalten nicht in anderen Dingen zu suchen ist, als im Narkosemittel selbst. Mit anderen Worten, wodurch unterscheiden sich gerade diese Risikofälle und die besonders schweren Eingriffe hinsichtlich der Anaesthesieführung. Gerade bei diesen Fällen sind wir doch bestrebt, möglichst exkate Flüssigkeits- und Blutbilanzierungen durchzuführen. Wenn man berücksichtigt, daß diese Patienten schon präoperativ einer erheblichen Flüssigkeitskarenz unterlagen, und daß mit der Eröffnung der Körperhöhlen zweifellos ein nicht abschätzbarer Verlust an Flüssigkeit verbunden ist, so wäre eben zur Diskussion zu stellen, ob nicht dieser intraoperativ auftretende Flüssigkeitsmangel verbunden mit einem evtl. nicht kompensiertem Blutvolumenmangel im wesentlichen für die Einschränkung der intra- und postoperativen Urinausscheidung verantwortlich zu machen ist.

Steinbereithner: Ich bitte das folgende nicht als Kritik sondern als Vorschlag aufzufassen. Ich glaube, man sollte, wenn man über Halothanarkosen spricht, das Kind auch beim richtigen Namen nennen und sagen: Halothan-Kombinationsnarkosen. Denn gerade bei den klinischen Untersuchungen der Vorredner wurden ja fast immer Kombinationsnarkosen mit Stickoxydul angewendet. Wenn wir nun die Geschichte der Halothanentwicklung verfolgen, so können wir doch sagen, daß die erste Untersuchung von Raventos den Anschein ergab, als ob keinerlei Arrhythmien unter den Anaesthetika neuerer Art zu beobachten wären. Einfach deshalb, weil vor Beginn des Versuches mit 30 mg/kg Nembutal intraperitoneal vorbehandelt wurde. Jedermann weiß, daß man seit alters her Chloroformarrhythmien mit Barbituraten blockieren kann. Umgekehrt ist dann aber auch gezeigt worden, daß das Dogma vom inerten Verhalten des Stickoxyduls nicht mehr aufrechtzuerhalten ist. Erst 1966 ist im "British Journal of Anesthesia" eine Arbeit von Bloch über das Verhalten der Atmung unter Halothan- und Stickoxydul publiziert worden, wo gezeigt wurde, daß die bei höheren Konzentrationen von Halothan auftretende Atemdepression durch Stickoxydul merkwürdigerweise noch verstärkt wird, so daß also die Kombination Halothan-Stickoxydul nicht dasselbe darstellen dürfte, als Halothan allein.

Horatz: Ich danke allen an diesem Thema Beteiligten und schließe die wissenschaftliche Sitzung.

Erschienene Bände:

1 Resuscitation Controversial Aspects. Chairman and Editor: Peter Safar. DM 10,—

2 Hypnosis in Anaesthesiology. Chairman and Editor: Jean Lassner. DM 8,50

3 Schock und Plasmaexpander. Herausgegeben von K. Horatz und R. Frey. Vergriffen

4 Die intravenöse Kurznarkose mit dem neuen Phenoxyessigsäurederivat Propanidid (Epontol®). Herausgegeben von K. Horatz, R. Frey und M. Zindler. DM 21,—

5 Infusionsprobleme in der Chirurgie. Unter dem Vorsitz von M. Allgöwer. Leiter und Herausgeber: U. F. Gruber. DM 7,20

6 Parenterale Ernährung. Herausgegeben von K. Lang, R. Frey und M. Halmágyi. DM 19,60

7 Grundlagen und Ergebnisse der Venendruckmessung zur Prüfung des zirkulierenden Blutvolumens. Von V. Feurstein. DM 9,60

8 Third World Congress of Anaesthesiology. DM 24,—

9 Die Neuroleptanalgesie. Herausgegeben von W. F. Henschel. DM 36,—

10 Auswirkungen der Atemmechanik auf den Kreislauf. Von R. Schorer. DM 14,—

11 Der Elektrolytstoffwechsel von Hirngewebe und seine Beeinflussung durch Narkotica. Von W. Klaus. DM 19,80

12 Sauerstoffversorgung und Säure-Basenhaushalt in tiefer Hypothermie. Von P. Lundsgaard-Hansen. DM 18,—

13 Infusionstherapie. Herausgegeben von K. Lang, R. Frey und M. Halmágyi. DM 39,60

14 Die Technik der Lokalanaesthesie. Von H. Nolte. DM 6,—

15 Anaesthesie und Notfallmedizin. Herausgegeben von K. Hutschenreuter. DM 48,—

16 Anaesthesiologische Probleme in der HNO-Heilkunde und Kieferchirurgie. Herausgegeben von K. Horatz und H. Kreuscher. DM 9,60

17 Probleme der Intensivbehandlung. Herausgegeben von K. Horatz und R. Frey. DM 19,80

18 Fortschritte der Neuroleptanalgesie. Herausgegeben von M. Gemperle. DM 19,80

19 Örtliche Betäubung: Plexus brachialis. Von Sir Robert R. Macintosh und W. W. Mushin. DM 12,—

20 Anaesthesie in der Gefäß- und Herzchirurgie. Herausgegeben von O. H. Just und M. Zindler. DM 39,60

21 Die Hirndurchblutung unter Neuroleptanaesthesie. Von H. Kreuscher. DM 19,80

22 Ateminsuffizienz. Von H. L'Allemand. DM 22,—

23 Die Geschichte der chirurgischen Anaesthesie. Von Thomas E. Keys. DM 48,—

24 Ventilation und Atemmechanik bei Säuglingen und Kleinkindern unter Narkosebedingungen. Von J. Wawersik. DM 32,—

25 Morphinartige Analgetika und ihre Antagonisten. Von Francis F. Foldes, Mark Swerdlow, und Ephraim S. Siker. DM 68,—

26 Örtliche Betäubung: Kopf und Hals. Von Sir Robert R. Macintosh und M. Ostlere. DM 42,—

27 Langzeitbeatmung. Von Ch. Lehmann. DM 24,—

Erschienene Bände (Fortsetzung):

28 Die Wiederbelebung der Atmung. Von H. Nolte. DM 8,–

29 Kontrolle der Ventilation in der Neugeborenen- und Säuglingsanaesthesie. Von U. Henneberg. DM 19,80

30 Hypoxie. Herausgegeben von R. Frey, K. Lang, M. Halmágyi und G. Thews. DM 48,–

31 Kohlenhydrate. Herausgegeben von K. Lang, R. Frey und M. Halmágyi. DM 18,–

32 Örtliche Betäubung: Abdominal-Chirurgie. Von Sir Robert R. Macintosh und R. Bryce-Smith. DM 38,–

33 Planung, Organisation und Einrichtung von Intensivbehandlungseinheiten am Krankenhaus. Herausgegeben von H. W. Opderbecke. DM 34,—

34 Venendruckmessung. Herausgegeben von M. Allgöwer, R. Frey und M. Halmágyi. DM 24,—

35 Die Störungen des Säure-Basen-Haushaltes. Herausgegeben von V. Feurstein. DM 38,—

37 Anaesthesie und Kohlenhydratstoffwechsel. Herausgegeben von V. Feurstein. DM 24,—

38 Respiratorbeatmung und Oberflächenspannung in der Lunge. Von H. Benzer. DM 16,–

In Vorbereitung:

39 Die nasotracheale Intubation. Von M. Körner

40 Ketamine. Herausgegeben von H. Kreuscher

41 Über das Verhalten von Ventilation, Gasaustausch und Kreislauf bei Patienten mit normalem und gestörtem Gasaustausch unter künstlicher Totraumvergrößerung. Von O. Giebel

42 Der Narkoseapparat. Von P. Schreiber

43 Die Klinik des Wundstarrkrampfes im Lichte neuzeitlicher Behandlungsmethoden. Von K. Eyrich